高等职业教育新形态教材　　　　　　　　职业教育工学结合校企合作特色教材
"1+X"职业技能等级考试配套教材

助产知识
拓展

———

主　编◎仇春波　杨　晶

副主编◎柳春波　陈　洁　王　彦　刘　歆

ZHEJIANG UNIVERSITY PRESS
浙江大学出版社 | 国家一级出版社
全国百佳图书出版单位
·杭州·

图书在版编目(CIP)数据

助产知识拓展/仇春波,杨晶主编. —杭州:浙江大学出版社,2023.4
ISBN 978-7-308-23331-6

Ⅰ.①助… Ⅱ.①仇… ②杨… Ⅲ.①助产学－高等职业教育－教材 Ⅳ.①R717

中国版本图书馆 CIP 数据核字(2022)第 226057 号

助产知识拓展
ZHUCHAN ZHISHI TUOZHAN

仇春波　杨　晶　主编

策划编辑	阮海潮(1020497465@qq.com)
责任编辑	阮海潮
责任校对	王元新
封面设计	续设计
出版发行	浙江大学出版社
	(杭州市天目山路 148 号　邮政编码 310007)
	(网址:http://www.zjupress.com)
排　　版	杭州星云光电图文制作有限公司
印　　刷	杭州高腾印务有限公司
开　　本	787mm×1092mm　1/16
印　　张	11
字　　数	228 千
版 印 次	2023 年 4 月第 1 版　2023 年 4 月第 1 次印刷
书　　号	ISBN 978-7-308-23331-6
定　　价	45.00 元

《助产知识拓展》
编委会

主　编　仇春波　杨　晶
副主编　柳春波　陈　洁
　　　　王　彦　刘　歆
编　者　仇春波（宁波大学附属第一医院）
　　　　杨　晶（宁波卫生职业技术学院）
　　　　陈　洁（宁波大学附属第一医院）
　　　　柳春波（宁波大学附属第一医院）
　　　　刘　歆（宁波大学附属第一医院）
　　　　王　彦（宁波卫生职业技术学院）
　　　　李瑞林（宁波明州医院）
　　　　李慧娥（鄞州中医院）
　　　　王　萍（宁波市妇女儿童医院）
　　　　梅一宁（宁波卫生职业技术学院）
　　　　陈亚儿（宁波大学附属第一医院）
　　　　叶黎霞（宁波大学附属第一医院）
　　　　王渊萍（宁波大学附属第一医院）
　　　　邱燕燕（宁波大学附属第一医院）
　　　　王　芳（宁波大学附属第一医院）
　　　　金佳柠（宁波大学附属第一医院）
　　　　张婉婉（宁波大学附属第一医院）
　　　　孔静娴（宁波大学附属第一医院）
　　　　苏青雯（宁波大学附属第一医院）
　　　　吴佳铭（宁波卫生职业技术学院）
　　　　陈　莺（宁波卫生职业技术学院）
　　　　朱燕飞（宁波大学附属第一医院）

前　言

《国家职业教育改革实施方案》（国发〔2019〕4号）要求深化复合型技能人才培养培训模式改革。《关于推动现代职业教育高质量发展的意见》鼓励校企协作，共建知识传授与能力培养相统一的、重视基本技能的同时强化岗位一线技能的、高质量跨专业跨课程的、综合性强能提高学生自主个性化学习能力的教材。优化教材体系是思想素质教育与职业技能培养相协调、落实立德树人根本任务、完善职业教育和培训体系、深化产教融合校企合作的一项重要任务。教材是培育高素质技能人才的重要载体和平台。

《"健康中国2030"规划纲要》与《"十四五"优质高效医疗卫生服务体系建设实施方案》要求以人民为中心，紧紧围绕人民健康需求，构建全面全程、优质高效的服务体系，不断满足群众差异化、多样化的服务需求，为人民提供全方位、全周期健康服务。高职助产专业的人才培养目标是培养具有专业基本理论和基本操作技能、具备核心专业能力与素养以及持续学习和自我提升能力、具有"工匠精神"的高素质与高技能人才。本教材由编委依据助产士工作岗位的递进复杂任务及完成任务所需的综合交叉执业能力，与三甲医院协同开发而成，本教材内容涉及妊娠期妇女同时患有交叉学科（如外科、性病等）疾病的护理，以及孕期保健等。本教材主要可供各层次助产专业学生阅读，也可用作妇幼工作人员培训教材。

通过广泛深入的调研，编写团队在教材编写过程中反复进行研讨与修改，整合了各个领域不同专家的宝贵意见。编者中既有医疗卫生领域的专家，也有很多具有多年工作经验的助产行业专家和高等院校教师。本教材的编写由宁波大学附属第一医院与宁波卫生职业技术学院共同牵头，并得到宁波妇女儿童医院、宁波明州医院、鄞州中医院等单位的深度参与及大力支持,在此表示衷心的感谢!

由于编写时间仓促,书中难免有疏漏与不足之处,恳请读者批评指正,以便修订完善。

编者

目　录

项目一　胎儿及其附属物异常患者的护理

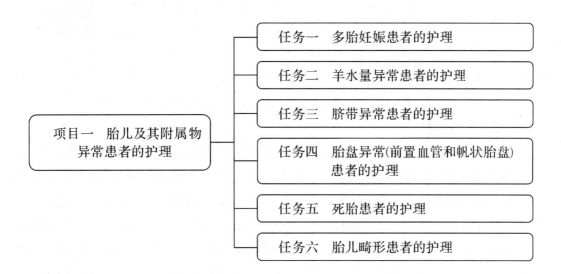

项目一　胎儿及其附属物异常患者的护理

　　任务一　多胎妊娠患者的护理

　　任务二　羊水量异常患者的护理

　　任务三　脐带异常患者的护理

　　任务四　胎盘异常(前置血管和帆状胎盘)患者的护理

　　任务五　死胎患者的护理

　　任务六　胎儿畸形患者的护理

【情境描述】

　　患者,黄某某,女,27岁。1-0-2-1,因"停经38^{+3}周,发现羊水偏少1天"于2021年8月9日收入我院。口服75g葡萄糖耐量试验(OGTT)阴性。曾在2周前因B超检查提示"羊水偏少,羊水指数67mm"住院补液1周,复查B超提示"羊水指数84mm"出院。今停经38^{+3}周,产检B超提示"羊水指数68mm",无腹痛,无阴道流液,无明显阴道见红,要求待产入院。

　　体检:一般情况好,心肺检查无殊,双下肢浮肿(一)。产科检查:体温(T)36.3℃、脉搏(P)123次/min,呼吸(R)20次/min,血压(BP)104/72mmHg。骨盆测量:髂前上棘间径24.0cm,髂嵴间径27.0cm,骶耻外径19.0cm,坐骨结节间径9.0cm;宫高32cm,腹围96cm,先露头,半入盆,后矢状径未测;胎心140次/min,胎儿体重估计3.0kg。宫缩无;肛查示宫颈居中,质中,宫颈消退20%,扩张0cm,先露-4cm,胎膜未破。

　　辅助检查:2021年8月9日本院门诊彩超:双顶径(BPD)94mm,头围(HC)332mm,腹围(AC)333mm,股骨长(FL)68mm,胎儿脐动脉收缩压与舒张压的比值(S/D)2.1,胎儿动脉血流阻力(RI)0.52,胎心率133次/min,羊水指数68mm,单胎头位存活。

　　初步诊断:1.羊水过少。2.G$_4$P$_1$,孕38^{+3}周,头位待产。

　　请问:护理诊断与主要护理措施是什么?

任务一　多胎妊娠患者的护理

【定义】

一次妊娠宫腔内同时有两个或两个以上胎儿称为多胎妊娠（multiple pregnancy），以双胎妊娠（twin pregnancy）多见。随着近年辅助生殖技术的广泛开展，多胎妊娠发生率明显增高。多胎妊娠易引起妊娠期高血压疾病、妊娠期肝内胆汁淤积症、贫血、胎膜早破及早产、产后出血、胎儿发育异常等并发症。单绒毛膜双胎还可能合并双胎输血综合征、选择性生长受限等特殊并发症，因此双胎妊娠属高危妊娠范畴。本节主要讨论双胎妊娠。

1-1　教学课件

【双胎分类及特点】

1. 双卵双胎　由两个卵子分别受精形成的双胎妊娠，称双卵双胎，约占双胎妊娠的70%，其发生与种族、遗传、年龄、胎次及应用促排卵药物、多胚胎宫腔内移植有关。两个卵子分别受精形成两个受精卵，各自的遗传基因不完全相同，故形成的两个胎儿在性别、血型方面可以相同也可以不同，指纹、外貌、性格类型等多种表型不同。两个受精卵可形成自己独立的胎盘、胎囊，发育时可以紧靠或融合在一起，但血液循环各自独立；胎盘胎儿面有两个羊膜腔，中隔由两层羊膜及两层绒毛膜组成，两层绒毛膜可融成一层（图 1-1-1）。

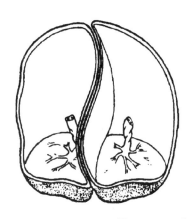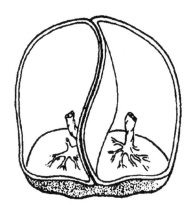

图 1-1-1　双卵双胎的胎盘及胎膜示意图

同期复孕（superfecundation）是两个卵子在短时间内不同时间点受精而形成的双卵双胎，精子可以来自不同的男性。

2. 单卵双胎　由一个受精卵分裂形成的双胎妊娠，称单卵双胎（monozygotic twin），约占双胎妊娠的30%。其发生原因尚不明确，不受种族、遗传、年龄、胎次的影响。一个受精卵分裂成两个胎儿,具有相同的遗传基因,其性别、血型相同,容貌极其相似。由于受精卵在早期发育阶段发生分裂的时间不同,可形成以下4种类型(图1-1-2)。

(1)双羊膜囊双绒毛膜单卵双胎　分裂发生在桑葚期(早期胚泡),相当于受精后3天内,形成两个独立的胚胎、两个羊膜囊。两个羊膜囊之间隔有两层绒毛膜、两层羊膜,胎盘为两个或一个。此类占单卵双胎的30%。

(2)双羊膜囊单绒毛膜单卵双胎　分裂发生在受精后第4~8日,胚胎发育处于胚泡期(囊胚期),已分化出滋养细胞,羊膜囊尚未形成。胎盘为一个,两个羊膜囊之间仅隔有两层羊膜。此类占单卵双胎的68%。

(3)单羊膜囊单绒毛膜单卵双胎　受精卵在受精后第9~13日分裂,此时羊膜囊已形成,两个胎儿共存于一个羊膜腔内,共用一个胎盘。此类型占单卵双胎的1%~2%,易发生脐带扭结,围生儿死亡率高。

(4)联体双胎　受精卵在受精后第13日后分裂,此时原始胚盘已形成,机体不能完全分裂成两个,形成不同程度、不同形式的联体儿,极其罕见。如两个胎儿共用一个胸腔或一个头部等。寄生胎(fetus in fetus)也是联体双胎的一种形式,发育差的内细胞团被包入正常发育的胚胎体内,常位于胎儿的上腹部腹膜后,胎体的发育不完全。联体双胎发生率为单卵双胎的1/1500。

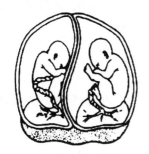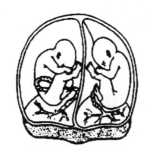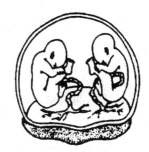

(a) 发生在桑葚期　　　　　　(b) 发生在胚泡期　　　　　　(c) 发生在羊膜囊已形成

图1-1-2　受精卵在不同阶段形成单卵双胎的胎膜类型

【诊断】

1.病史及临床表现　双卵双胎多有家族史,孕前曾用促排卵药物或体外受精多胚胎移植等。但体外受精胚胎移植后双胎未必一定为双卵双胎,也可能移植两个胚胎后,只有一个胚胎存活,而该受精卵又分裂为单绒毛膜性双胎。早孕反应重,通常恶心、呕吐等症状较明显。妊娠中晚期体重增加过快,腹部增大明显,下肢水肿、静脉曲张等压迫症状出现较早且更明显,妊娠晚期常有呼吸困难、胃部饱胀、行走不便等不适。

2.产科检查　子宫大于停经月份,妊娠中、晚期腹部可触及多个小肢体或3个以上的胎极;胎头较小,与子宫大小不成正比;在腹部不同部位可听到两个胎心,其间有无音区;或同时听诊1min,两个胎儿的胎心率每分钟相差10次以上。双胎妊娠时胎位多为纵产式,以两个头位或一头一臀常见。

3.辅助检查　B超检查可以早期诊断双胎、畸形等并进行孕前监护。孕6周时宫腔内可见两个妊娠囊,孕9周时可见两个原始心管搏动。可筛查胎儿结构畸形,如联体双胎、开放性神经管畸形等。超声检查还可帮助确定两个胎儿的胎位。

4.绒毛膜性判断　由于单绒毛膜性双胎特有的双胎并发症较多,因此在妊娠早期进行绒毛膜性判断非常重要。在妊娠6～10周,可通过宫腔内孕囊数目进行绒毛膜性判断,若宫腔内有两个孕囊,为双绒毛膜双胎;若仅见一个孕囊,则单绒毛膜性双胎可能性较大。妊娠10～14周,可以通过判断胎膜与胎盘插入点呈"双胎峰"或"T"字征来判断双胎的绒毛膜性,前者为双绒毛膜性双胎,后者为单绒毛膜性双胎。妊娠早期之后,绒毛膜性的检查难度增加,此时可通过胎儿性别、两个羊膜囊间隔厚度、胎盘是否独立做综合判断。

5.双胎的产前筛查及产前诊断　妊娠11～13^{+6}周超声筛查可以通过检测胎儿颈项透明层(nuchal translucency,NT)评估胎儿发生唐氏综合征的风险,并可早期发现部分严重的胎儿畸形。外周血胎儿DNA作为一种无创手段也可用于双胎妊娠的非整倍体筛查。由于较高的假阳性率,不建议单独使用妊娠中期生化血清学方法对双胎妊娠进行唐氏综合征筛查。双胎妊娠的产前诊断指征基本与单胎相似。对于双绒毛膜性双胎,应对两个胎儿进行取样。对于单绒毛膜性双胎,通常只需对其中任一胎儿取样;但如出现一胎结构异常或双胎大小发育严重不一致,则应对两个胎儿分别取样。

【并发症】

1.母胎并发症

(1)妊娠期高血压疾病　比单胎妊娠高3～4倍,且发生早、程度重,容易出现心肺并发症和子痫。

(2)贫血　是单胎的2.4倍,与铁及叶酸缺乏有关。

(3)羊水过多　多见于单卵双胎妊娠,与双胎输血综合征及胎儿畸形有关,发生率约为12%。

(4)脐带异常　单羊膜囊双胎易发生脐带互相缠绕、扭转,可致胎儿死亡。脐带脱垂也是双胎常见并发症,多发生于双胎胎位异常或胎先露未衔接出现胎膜早破时,以及第一胎儿娩出后,第二胎儿娩出前,是胎儿急性缺氧死亡的主要原因。

(5)胎膜早破　发生率约14%,可能与宫腔内压力增高有关。

(6)胎盘早剥　是双胎妊娠产前出血的主要原因,与妊娠期高血压疾病发生率增加有关。第一个胎儿娩出后,宫腔容积骤然缩小,是胎盘早剥另一个常见原因。

(7)妊娠期肝内胆汁淤积症　发生率是单胎的2倍,易引起早产、胎儿窘迫、死胎、死产,围生儿死亡率增高。

(8)宫缩乏力　双胎妊娠子宫过大,子宫肌纤维过度伸展,常发生原发性宫缩乏力,致产程延长。

(9)胎儿畸形　双卵双胎妊娠胎儿畸形的发生概率与单胎妊娠相似;而在单卵双胎,胎儿畸形的发生率增加 2～3 倍。最常见的畸形为心脏畸形、神经管缺陷、面部发育异常、胃肠道发育异常和腹壁裂等。有些畸形为单卵双胎所特有,如联体双胎、无心畸形等。

(10)产后出血　经阴道分娩的双胎妊娠平均产后出血量≥500mL,与子宫肌纤维过度伸展致产后宫缩乏力及胎盘附着面积大、产后血窦开放较多有关。

(11)流产及早产　流产发生率是单胎的 2～3 倍,与胚胎畸形、胎盘发育异常、胎盘血液循环障碍、宫腔内容积相对狭窄、宫腔压力过高有关。约 50% 的双胎妊娠并发早产,其风险约为单胎妊娠的 7～10 倍。单绒毛膜双胎和双绒毛膜双胎在 11～24 周发生流产的风险分别为 10% 和 2%,而在 32 周前早产发生率高达 10% 和 5%。

(12)胎头交锁及胎头碰撞　胎头交锁多发生在第一胎儿为臀先露、第二胎儿为头先露者,分娩时第一胎儿头部尚未娩出,而第二胎儿头部已入盆,两个胎儿头颈部交锁,造成难产;后者两个胎儿均为头先露,同时入盆,引起胎头碰撞难产。

2. 单绒毛膜性双胎特有并发症　单绒毛膜性双胎由于两胎儿共用一个胎盘,胎盘之间存在血管吻合,故可以出现较多且较严重的并发症,围产儿发病率和死亡率均增加。

(1)选择性胎儿生长受限(selective IUGR,sIUGR)　亦为单绒毛膜性双胎特有的严重并发症。目前诊断主要依据 sIUGR 胎儿体重估测位于该孕周第 10 百分位以下,两胎儿体重相差 25% 以上;但诊断仍存在争议。发病原因主要为胎盘分配不均,sIUGR 胎儿通常存在脐带边缘附着或帆状插入。sIUGR 可分为 3 型,Ⅰ 型为小胎儿脐血流正常;Ⅱ型为小胎儿出现脐动脉舒张期缺失或倒置;Ⅲ 型为小胎儿出现间歇性脐动脉舒张期改变。

(2)双胎输血综合征(twin to twin transfusion syndrome,TTTS)　是双羊膜囊单绒毛膜单卵双胎的严重并发症。通过胎盘间的动-静脉吻合支,血液从动脉向静脉单向分流,使一个胎儿成为供血儿,另一个胎儿成为受血儿,造成供血儿贫血、血容量减少,致使肾灌注不足、羊水过少,甚至因营养不良而死亡;受血儿血容量增多,可发生充血性心力衰竭、胎儿水肿、羊水过多。目前国际上对 TTTS 的诊断主要依据为:①单绒毛膜性双胎;②双胎出现羊水量改变,一胎羊水池最大深度大于 8cm(20 周后大于 10cm),另一胎小于 2cm 即可诊断。有时供血儿出现羊水严重过少,被挤压到子宫的一侧,成为"贴附儿"。根据 Quintero 分期,TTTS 可分为 5 期:Ⅰ. 仅羊水量异常;Ⅱ. 超声不能显示供血儿膀胱;Ⅲ. 出现脐动脉、静脉导管、脐静脉多普勒血流异常;Ⅳ. 任何一胎水肿;Ⅴ. 任何一胎死亡。双胎输血综合征如果不经治疗,胎儿的死亡率高达 90%。

(3)一胎无心畸形　亦称动脉反向灌注序列(twin reversed arterial perfusion sequence,TRAPS),为少见畸形,发生率为单绒毛膜妊娠的 1%,妊娠胎儿的 1:35000。

双胎之一心脏缺如、残留或无功能。最显著的特征是结构正常的泵血胎通过一根胎盘表面动脉-动脉吻合向寄生的无心胎供血。如不治疗，正常胎儿可发生心力衰竭而死亡。

(4)贫血多血质序列(twin anemia polycythemia sequence, TAPS) 为单绒毛膜双羊膜囊双胎的一种慢性胎-胎输血，两胎儿出现严重的血红蛋白差异但并不存在双胎羊水过多-过少序列(twin oligo-polyhydramnios sequence, TOPS)。TAPS 可能为原发，占单绒毛膜性双胎的 3%～5%，也可能为 TTTS 行胎儿镜激光术后的胎盘上小的动-静脉血管残留所致，占 TTTS 行胎儿镜激光术后的2%～13%。对 TAPS 的诊断主要通过大脑中动脉收缩期峰值流速(PSV)的检测。TAPS 产前诊断标准为受血儿大脑中动脉 PSV<1.0 中位数倍数(MoM)，供血儿 PSV>1.5 MoM。

(5)单绒毛膜单羊膜囊双胎 为极高危的双胎妊娠，由于两胎儿共用一个羊膜腔，胎儿之间无胎膜分隔，因脐带缠绕和打结而发生宫内意外可能性较大。

【处理】

1.妊娠期处理及监护

(1)加强孕期保健 定期产前检查，及早确诊双胎妊娠。补充足够营养，进食高蛋白、高维生素以及必需脂肪酸的食物，注意补充铁、叶酸及钙剂，预防贫血及妊娠期高血压疾病。

(2)防治早产 是双胎产前监护的重点。双胎孕妇应增加每日卧床休息时间，减少活动量，产兆若发生在孕 34 周以前，予宫缩抑制剂。一旦出现宫缩或胎膜早破，应住院治疗。

(3)防治妊娠期并发症 孕期应注意血压及尿蛋白变化，发现妊娠期高血压应及时治疗。孕期还应注意孕妇瘙痒主诉，动态观察血胆汁酸及肝功能变化，发现妊娠期肝内胆汁淤积症应及早治疗。

(4)监护胎儿生长发育情况 孕期定期产前检查，发现胎儿畸形，尤其是联体双胎，应及早终止妊娠。对双绒毛膜性双胎，定期(每 4 周一次)超声监测胎儿生长情况。对单绒毛膜性双胎，应每 2 周超声监测胎儿生长发育，从而早期发现单绒毛膜性双胎特殊并发症等。如有条件，单绒毛膜性双胎应由胎儿医学专家进行随访，随访的内容包括胎儿生长发育情况、体重估测相差、羊水情况、彩色多普勒超声血流评估。超声检查发现胎位异常，一般不予纠正，但妊娠晚期确定胎位，对分娩方式选择有帮助。

2.分娩时机 对于无并发症及合并症的双绒毛膜性双胎可期待至孕 38 周时再考虑分娩，最晚不应超过 39 周。无并发症及合并症的单绒毛膜双羊膜囊双胎可以在严密监测下至妊娠 35～37 周分娩。单绒毛膜单羊膜囊双胎的分娩孕周为 32～34 周。复杂性双胎如 TTTS、sIUGR 及 TAPS 需要结合每个孕妇及胎儿的具体情况制订个体化的分娩方案。

3.分娩期处理 如果双胎妊娠计划阴道试产，无论何种胎方位，由于大约 20% 发生第二胎儿胎位变化,需做好阴道助产及第二胎儿剖宫产术的准备。第一胎儿为头先露的双胎妊娠可经阴道分娩。若第一胎儿为头先露,第二胎儿为非头位,第一胎儿阴道分娩后,第二胎儿需要阴道助产或剖宫产的风险较大。如第一胎儿为臀先露,当发生胎膜破裂时,易发生脐带脱垂;而如果第二胎儿为头先露,有发生两胎儿胎头交锁的可能,可放宽剖宫产指征。

产程中应注意:

(1)产妇应有良好体力,应保证产妇足够的摄入量及睡眠。

(2)密切观察胎心变化。

(3)注意宫缩及产程进展,胎头已衔接者,可在产程早期行人工破膜,加速产程进展,如宫缩仍乏力,可在严密监护下给予低浓度缩宫素静脉滴注。

(4)第二产程必要时行会阴后-侧切开,减轻胎头受压。第一胎儿娩出后,胎盘侧脐带必须立即夹紧,以防第二胎儿失血,同时助手应在腹部固定第二胎儿为纵产式,并密切观察胎心、宫缩及阴道流血情况,及时检查阴道了解胎位及排除脐带脱垂,及早发现胎盘早剥。

(5)如无异常,等待自然分娩,通常在第一胎儿娩出后 20min 左右第二胎儿娩出;如等待 15min 仍无宫缩,可行人工破膜并静脉滴注低浓度缩宫素,促进子宫收缩。

(6)如胎头高浮,应行内转胎位术及臀牵引术。

(7)如第二胎儿为肩先露,先行外转胎位术,若不成功则改用联合转胎位术娩出胎儿。

(8)如第一胎儿为臀位,第二胎儿为头位,为避免胎头交锁的发生,助手用手在腹部上推第二胎儿的胎头,使第一胎儿顺利娩出;已发生胎头交锁者,应上推第二胎儿胎头,待两胎头松动时将第一胎儿回转 90°～180°后再牵引。

4.单绒毛膜双胎及其特有并发症的处理　双胎的胎儿预后取决于绒毛膜性,而不是合子性(卵性)。单绒毛膜性双胎围产儿并发症及死亡率较高。对于 Quintero 分期 Ⅱ～Ⅳ期及部分 Ⅰ 期的孕 16～26 周的 TTTS,应首选胎儿镜激光术治疗。对于较晚发现的双胎输血综合征合并羊水过多,可采取快速羊水减量术。对于严重的 sIUGR 或者单绒毛膜性双胎一胎合并畸形或双胎动脉反向灌注综合征(TRAPS),可采用选择性减胎术(射频消融术或脐带凝固术),减去胎儿生长受限(IUGR)胎儿或畸形胎儿。

【护理要点】

1.一般护理　指导孕妇进食高蛋白、高热量、高维生素食物,增加钙、铁、叶酸的供给,防治贫血及胎儿生长受限。

2.孕期监护　加强对孕妇的孕期宣教,提供双胎妊娠及分娩的相关保健知识;督促孕妇定期产前检查,及时发现异常并治疗。注意休息,减少工作及家务,预防早产。

3.分娩期监护　产程中保证产妇足够的能量摄入及睡眠;密切观察产程进展,及时发现胎儿窘迫、脐带脱垂、胎盘早剥等并发症;接生者在第一胎儿娩出后立即断脐,助手协助接生者使第二胎儿的胎位保持纵产式。双胎娩出时要分别记录时间、标识身份。第二胎儿娩出后遵医嘱及时使用宫缩剂,预防产后出血,并立即在腹部放置沙袋,以腹带紧裹腹部,防止产后腹压骤降引起产后循环衰竭。

4.产后监护　观察、记录子宫收缩情况及阴道出血量,遵医嘱使用宫缩剂及抗生素。

任务二　羊水量异常患者的护理

正常妊娠时羊水的产生与吸收处于动态平衡中。羊水产生和吸收失衡将导致羊水量异常。羊水量异常不仅可预示潜在的母胎合并症及并发症,而且可直接危害围产儿安全。

1-2　教学课件

一、羊水过多

【定义】

妊娠期间羊水量超过 2000mL 者称羊水过多(polyhydramnios),发病率为 0.5%～1%。羊水过多时羊水的外观、性状与正常者并无差异,多数孕妇羊水是在长时期内缓慢增多形成的,称为慢性羊水过多,较常见;少数孕妇则在数日内羊水急剧增多,称为急性羊水过多。

【病因】

在羊水过多的孕妇中,约有 1/3 原因不明,称为特发性羊水过多。明显的羊水过多可能与胎儿结构异常、妊娠合并症和并发症等因素有关。

1.胎儿疾病　包括胎儿结构异常、神经肌肉发育不良、代谢性疾病、胎儿肿瘤、染色体或遗传基因异常等。明显的羊水过多常伴有胎儿结构异常,以神经系统和消化道异常最常见。神经系统异常主要是无脑儿、脊柱裂等神经管缺陷。神经管缺陷者因脑脊膜暴露,脉络膜组织增殖,渗出液增加;抗利尿激素缺乏,导致尿量增多;中枢吞咽功能异常,胎儿无吞咽反射,导致羊水产生增加和吸收减少。消化道结构异常主要是食管及十二指肠闭锁,使胎儿不能吞咽羊水,导致羊水积聚而发生羊水过多。羊水过多的原因还有腹壁缺陷、膈疝、心脏结构异常、先天性胸腹腔囊腺瘤、胎儿脊柱畸胎瘤等异常,以及新生儿先天性醛固酮增多症(Batter 综合征)等代谢性疾病。18-三体、21-三体、13-三体胎儿出现吞咽羊水障碍,均可引起羊水过多。

2.多胎妊娠　双胎妊娠羊水过多的发生率约为 10%,是单胎妊娠的 10 倍,以单绒毛膜性双胎居多。还可能并发双胎输血综合征,两个胎儿间的血液循环相互沟通,受血胎儿的循环血量多,尿量增加,导致羊水过多。

3.胎盘脐带病变　胎盘绒毛血管瘤的直径>1cm 时,15%~30%合并羊水过多。巨大胎盘、脐带帆状附着也能导致羊水过多。

4.妊娠合并症　妊娠期糖尿病患者羊水过多的发病率为 13%~36%。母体高血糖致胎儿血糖增高,产生高渗性利尿,并使胎盘胎膜渗出增加,导致羊水过多。母儿 Rh 血型不合,胎儿免疫性水肿、胎盘绒毛水肿影响液体交换可导致羊水过多。

【诊断】

1.临床表现

(1)急性羊水过多　较为少见,多发生在妊娠 20~24 周。由于羊水急速增多,数日内子宫急剧增大,产生一系列压迫症状。孕妇自觉腹部胀痛,行动不便,表情痛苦,因膈肌抬高,胸部受到挤压,出现呼吸困难,甚至发绀,不能平卧。检查见腹壁皮肤紧绷发亮,严重者皮肤变薄,皮下静脉清晰可见。巨大的子宫压迫下腔静脉,影响静脉回流,出现下肢及外阴部水肿或静脉曲张。子宫明显大于妊娠月份,胎位不清,胎心遥远或听不清。

(2)慢性羊水过多　较多见,多发生在妊娠晚期。数周内羊水缓慢增多,症状较缓和,孕妇多能适应,仅感腹壁增大较快,临床上无明显不适或仅出现轻微压迫症状,如胸闷、气急等,但能忍受。检查子宫底高度及腹围大于同期孕周,腹壁皮肤发亮、变薄。触诊时感到子宫张力大,有液体震颤感,胎位不清,胎心遥远。

四步触诊时,测宫高大于孕龄或者胎儿触诊困难或有胎儿漂浮感,则要考虑羊水过多的可能性。

2.辅助检查

(1)B 超检查　是重要辅助检查方法,能了解羊水量和胎儿情况,如无脑儿、脊柱裂、胎儿水肿及多胎等。B 超诊断羊水过多的标准:①羊水最大暗区垂直深度(amniotic fluid volume,AFV):≥8cm,诊断为羊水过多,其中,AFV 8~11cm 为轻度羊水过多,12~15cm 为中度羊水过多,>15cm 为重度羊水过多;②羊水指数(amniotic fluid index,AFI):≥25cm,诊断为羊水过多,其中,AFI 25~35cm 为轻度羊水过多,36~45cm 为中度羊水过多,>45cm 为重度羊水过多。也有人认为,以 AFI 大于该孕周的 3 个标准差或大于第 97.5 百分位为诊断标准较为恰当。

(2)胎儿疾病的检查　部分染色体异常胎儿可伴有羊水过多。对于羊水过多的孕妇,除了超声排除结构异常外,可采用羊水或脐血中胎儿细胞进行细胞或分子遗传学检查,了解胎儿染色体数目、结构有无异常,以及可能检测的染色体的微小缺失或重复。也可以超声测量胎儿大脑中动脉收缩期峰值流速(PSV)来预测有无合并胎儿贫血。另外,用 PCR 技术检测胎儿是否感染细小病毒 B_{19}、梅毒、弓形体、单纯疱疹病毒、风疹病毒、巨细胞病毒等。但是,对于羊水过多的孕妇进行羊水穿刺时,一定要告知胎膜破裂的风险。由于羊水量多,羊膜腔张力过高,穿刺可能导致胎膜破裂而引起难免流产。

(3)其他　母体糖耐量试验,Rh 血型不合者检查母体血型抗体的滴度。

【对母儿的影响】

1. 对母体的影响　羊水过多时子宫张力增高,影响孕妇休息而使血压升高,加之过高的宫腔、腹腔压力,可出现类似腹腔间室综合征的表现,严重者可引起孕妇心力衰竭。子宫张力过高,除了容易发生胎膜早破、早产外,还可发生胎盘早剥。由于子宫肌纤维过度伸展,产后易引起子宫收缩乏力,产后出血发生率明显增多。

2. 对胎儿的影响　胎位异常、胎儿窘迫、早产增多。破膜后羊水快速流出,易致脐带脱垂。羊水过多的程度越重,围生儿的死亡率越高,妊娠中期重度羊水过多的围产儿死亡率超过 50%。

【处理】

处理方式主要取决于胎儿有无合并结构异常及遗传性疾病、孕周大小及孕妇自觉症状的严重程度。

1. 羊水过多合并胎儿结构异常　如为严重的胎儿结构异常,应及时终止妊娠;对非严重胎儿结构异常,应评估胎儿情况及预后,以及当前新生儿外科救治技术,并与孕妇及其家属充分沟通后决定处理的方法。合并母儿血型不合的溶血胎儿,应在有条件的胎儿医学中心行宫内输血治疗。

2. 羊水过多合并正常胎儿　应寻找病因,治疗原发病。前列腺素合成酶抑制剂(如吲哚美辛)有抗利尿作用,可抑制胎儿排尿使羊水量减少。用药期间每周一次超声监测羊水量。由于吲哚美辛可使胎儿动脉导管闭合,不宜长时间应用;妊娠>32 周者也不宜使用。自觉症状轻者,注意休息,采取侧卧位以改善子宫胎盘循环,需要时给予镇静剂。每周复查超声以便了解羊水指数及胎儿生长情况。自觉症状严重者,可经腹羊膜腔穿刺放出适量羊水,缓解压迫症状,必要时利用放出的羊水了解胎肺成熟度。放羊水时应密切观察孕妇血压、心率、呼吸变化,监测胎心,酌情给予镇静剂和抑制子宫收缩药物,预防早产。有必要时 3～4 周后可再次放羊水,以降低宫腔内压力。羊水量反复增长,自觉症状严重的患者,如妊娠≥34 周,胎肺已成熟,可终止妊娠;如胎肺未成熟,可给予地塞米松促胎肺成熟治疗后再考虑终止妊娠。

3. 分娩期处理　应警惕脐带脱垂和胎盘早剥的发生。若破膜后宫缩乏力,可静脉滴注缩宫素加强宫缩,密切观察产程。胎儿娩出后及时用宫缩剂,预防产后出血发生。

【护理要点】

1. 心理支持　鼓励孕妇说出内心的焦虑,耐心向孕妇及家属解释羊水过多的有关知识,使其减轻焦虑,积极配合检查及治疗,减少危险。

2. 一般护理　嘱孕妇左侧卧位,少活动。每日吸氧 1 次,每次半小时。指导孕妇低盐饮食,保证水果及蔬菜摄入,保持大便通畅,防止用力排便时胎膜破裂。避免刺激乳头及腹部,防止诱发宫缩导致早产。

3. 羊膜腔穿刺减压护理　操作前做好穿刺用物准备,嘱孕妇排空膀胱,取半卧位或平卧位,协助做B超检查确定穿刺部位,穿刺点需避开胎盘。以15~18号腰椎穿刺针垂直腹壁刺入羊膜腔缓慢放出羊水,控制羊水流出速度,以每小时500mL为宜,一次放水量不宜超过1500mL。穿刺放水时应注意严格消毒预防感染,密切观察孕妇血压、心率、呼吸变化,监测胎心,遵医嘱予镇静剂预防早产。

4. 人工破膜护理　操作前护理人员应做好操作用物的准备及输液、输血的准备。刺破胎膜后应使羊水缓慢流出,如羊水流出过快,可抬高臀部,将多层纱布裹于手上,再用手堵住阴道口,控制羊水流速,防止脐带脱垂。放水时注意从腹部固定胎儿为纵产式,羊水流出过程中密切观察孕妇血压、心率变化,边放水边腹部放置沙袋或加腹带包扎,防止腹压骤降引起休克、胎盘早剥。人工破膜后需注意观察羊水流出量、颜色、性状、胎心、宫缩及有无阴道流血等情况,及早发现临产征兆及胎盘早剥、脐带脱垂等并发症。

5. 产后护理　产后遵医嘱及早使用宫缩剂防止产后出血。仔细检查新生儿有无畸形,并详细记录。因胎儿畸形引产者,应将胎儿送病理检查。

二、羊水过少

【定义】

妊娠晚期羊水量少于300mL者,称羊水过少(oligohydramnios)。羊水过少可发生在妊娠各期,以晚期妊娠最常见,发生率为0.4%~4%。羊水过少严重影响围生儿预后,若羊水量少于50mL,围生儿死亡率高达88%。

【病因】

羊水过少主要与羊水生成减少或羊水吸收、外漏增加有关,部分羊水过少的原因不明。常见原因如下:

1. 胎儿结构异常　以胎儿泌尿系统结构异常为主,如Meckel-Gruber综合征、Prune-Belly综合征、胎儿肾缺如(Potter综合征)、肾小管发育不全、输尿管或尿道梗阻、膀胱外翻等引起少尿或无尿,导致羊水过少。染色体异常、脐膨出、膈疝、法洛四联症、水囊状淋巴管瘤(cystic hygroma)、小头畸形、甲状腺功能减退等也可引起羊水过少。

2. 胎盘功能减退　过期妊娠、胎盘退行性变可导致胎盘功能减退。胎儿生长受限、胎儿宫内慢性缺氧引起胎儿血液循环重新分配,为保障胎儿脑和心脏供血,肾血流量下降,胎儿尿的生成减少,导致羊水量过少。

3. 羊膜病变　某些原因不明的羊水过少与羊膜通透性改变,以及炎症、宫内感染有关。胎膜破裂,羊水外漏速度超过羊水生成速度,可导致羊水过少。

4. 母亲因素　妊娠期高血压疾病可致胎盘血流减少。孕妇脱水、血容量不足时,孕妇血浆渗透压增高,使胎儿血浆渗透压相应增高,尿液形成减少。孕妇服用某些药物,如前列腺素合成酶抑制剂、血管紧张素转化酶抑制剂等有抗利尿作用,使用时间过长,可发生羊水过少。一些免疫性疾病如系统性红斑狼疮、干燥综合征、抗磷脂综合征等,也可导致羊水过少。

【临床表现及诊断】

1.临床表现　羊水过少的临床症状多不典型。多伴有胎儿生长受限,孕妇自我感觉腹部较其他孕妇的小,有时候孕妇于胎动时感腹部不适,胎盘功能减退时常伴胎动减少。检查:宫高腹围较同期孕周小,合并胎儿宫内生长受限者更明显,有子宫紧裹胎儿感。子宫敏感性高,轻微刺激易引发宫缩。临产后阵痛明显,宫缩多不协调。阴道检查:前羊膜囊不明显,胎膜紧贴胎儿先露部,人工破膜后见羊水量极少。

2.辅助检查

(1)超声检查　是最重要的辅助检查方法。妊娠晚期羊水最大暗区垂直深度(AFV)≤2cm为羊水过少,≤1cm为严重羊水过少。羊水指数(AFI)≤5cm可诊断为羊水过少。此外,超声检查可发现胎儿生长受限以及胎儿肾缺如、肾发育不全、输尿管或尿道梗阻等畸形。

(2)胎儿染色体检查　羊水或脐血穿刺获取胎儿细胞进行细胞或分子遗传学检查,了解胎儿染色体数目、结构有无异常,以及可能的染色体微小缺失或重复。羊水过少时,穿刺取样较困难,应告知风险和失败可能。

(3)电子胎心监护　羊水过少胎儿的胎盘储备能力降低,无应激试验(non-stress test,NST)呈无反应型。分娩时主要威胁胎儿,子宫收缩使脐带受压加大,可出现胎心的变异减速或晚期减速。

【对母儿影响】

1.对母体影响　手术分娩率和引产率均增加。

2.对胎儿影响　羊水过少时,围生儿病死率明显增高。轻度羊水过少时,围产儿病死率增高13倍;重度羊水过少时,围产儿病死率增高47倍,死亡原因主要是胎儿缺氧和胎儿结构异常。羊水过少若发生在妊娠早期,胎膜与胎体粘连造成胎儿结构异常,甚至肢体短缺;若发生在妊娠中、晚期,子宫外压力直接作用于胎儿,引起胎儿肌肉骨骼畸形,如斜颈、曲背、手足畸形等;先天性无肾所致的羊水过少可引起Potter综合征(肺发育不全、长内眦赘皮襞、扁平鼻、耳大位置低、铲形手及弓形腿等),预后极差,多数患儿娩出后即死亡。羊水过少往往伴有胎儿生长受限,甚至出现胎死宫内。

【处理】

根据胎儿有无畸形和孕周大小选择治疗方案。

1.羊水过少合并胎儿严重致死性结构异常　确诊胎儿畸形,应尽早终止妊娠。超声可明确胎儿结构异常,染色体异常检测应依赖于介入性产前诊断,结果经评估并与孕妇及其家属沟通后,胎儿无法存活者可终止妊娠。

2.羊水过少合并正常胎儿　寻找并去除病因。动态监测胎儿宫内情况,包括胎动计数、胎儿生物物理评分、超声动态监测羊水量及胎儿脐动脉收缩压与舒张压的比值(S/D)、胎儿电子监护。

（1）终止妊娠 对妊娠已足月，胎儿可宫外存活者，应及时终止妊娠。合并胎盘功能不良、胎儿宫内窘迫或破膜时羊水少且胎粪严重污染，估计短时间内不能结束分娩者，应尽快行剖宫产术，以降低围产儿死亡率。如胎儿储备能力尚好，无明显宫内缺氧，可行阴道试产，并密切观察产程进展，连续监测胎心变化。对于因胎膜早破导致的羊水过少，按照胎膜早破处理。

（2）密切观察 对妊娠未足月，胎肺不成熟者，可针对病因对症治疗，尽量延长孕周。根据孕龄及胎儿宫内情况，必要时终止妊娠。

【护理要点】

1.心理护理 羊水过少导致胎儿窘迫，孕妇和家属多感不安，情绪不稳定。护理人员应陪伴关心孕妇，解答相关疑问，缓解其紧张情绪，促使家属积极配合，伴孕妇顺利度过分娩期。

2.病情监护

（1）监测羊水及胎心 破水后，及时测量羊水量，观察羊水性状，注意有无出现因脐带受压而导致的胎心变化，如有及时通知医生。

（2）观察产程及胎儿 需密切观察产程进展及胎儿情况，羊水过少，胎盘功能减退，胎儿在宫内的情况瞬息万变，及时发现异常，及时处理。

3.治疗配合 羊水过少者手术产率增加，护理人员应及早做好各项相关的准备工作，备好阴道分娩和剖宫产的器械及新生儿抢救物品。必要时配合手术及新生儿抢救。

任务三 脐带异常患者的护理

一、脐带先露与脐带脱垂

【定义】

胎膜未破时脐带位于胎先露部前方或一侧，称脐带先露或隐性脐带脱垂。胎膜破裂时脐带脱出于宫颈口外、降至阴道内甚至露于外阴部，称为脐带脱垂。

1-3 教学课件

【病因】

1.胎位异常，如臀先露、肩先露、枕后位。

2.胎头未衔接时如头盆不称、胎头入盆困难。

3.胎儿过小或羊水过多。

4.脐带过长。

5.脐带附着异常及低置胎盘等。

【临床表现及诊断】

妊娠足月,当存在脐带脱垂诱因时,要警惕发生脐带脱垂之可能。临产后进行胎心监护。宫缩时胎心率减慢,间歇时恢复缓慢或不规则,改变体位后,胎心率明显好转,应疑为隐性脐带脱垂,可做超声检查,如在胎头旁侧或先露部找到脐血流声像图,诊断可确定。破膜后,胎心率突然变慢,脐带脱垂的可能性很大,应立即做阴道检查,如发现宫口内有搏动的粗如手指的索状物即有脐带脱垂。如脐带脱出于宫颈口之外,即可确诊脐带脱垂。超声,特别是彩色多普勒超声检查有助于明确诊断。

【预防】

1.做好孕期保健,有胎位异常者及时纠正,如纠正有困难或骨盆狭窄者应提前住院,及早确定分娩方式。

2.临产后先露未入盆或胎位异常者,应卧床休息,少做肛查或阴道检查,检查的动作要轻,以防胎膜破裂。一旦胎膜破裂,应立即听胎心,如有改变,立即做阴道检查。

3.胎头未入盆而须人工破膜者,应在宫缩间歇时行高位羊膜囊穿刺,缓慢放出羊水以防脐带被羊水冲出。破膜前后要听胎心。

【处理】

能否早期发现、正确处理,是围产儿能否存活的关键。

1.胎膜未破 发现隐性脐带脱垂时,产妇应卧床休息,抬高床脚使呈臀高头低位,由于重力作用,先露出盆腔,可减轻脐带受压,且改变体位后,脐带有退回之可能。如宫缩良好,先露入盆而胎心率正常,则可待宫口开全后破膜,随即按不同胎位由阴道手术助产,否则以剖宫产较为安全。初产妇、足先露或肩先露者,应行剖宫产术。

2.脐带脱垂 破膜后发现脐带脱垂,应争分夺秒地进行抢救。据宫口扩张程度及胎儿情况进行处理。①宫口开全,胎心存活、胎头已入盆、头盆相称者,应根据不同胎位行阴道手术助产。②宫口尚未开大,胎心存活,估计短期内不能娩出者,应从速剖宫产。在准备手术时,必须抬高产妇的臀部,以防脐带进一步脱出。阴道检查者的手可在阴道内将胎儿先露部上推,并分开手指置于先露与盆壁之间,使脐带由指缝通过而避免受压,根据触摸脐带搏动监测胎儿情况以指导抢救,直至胎儿娩出为止。同时应用宫缩抑制药。③胎儿存活而无剖宫产条件或产妇拒绝剖宫产者,可抬高产妇臀部,试行还纳脐带待宫口开全后手术助产。脐带还纳常用的方法有两种:一为用手推送,可用纱布包裹脱垂的脐带送回宫腔;另一为用脐带还纳器还纳,还纳术对胎儿有一定的危险,操作困难,不易成功。

3.在以上处理的基础上,均应做好抢救新生儿窒息的准备工作。

4.若胎儿已死亡,则等待自然娩出,必要时毁胎。

【护理要点】

1. 心理护理　脐带脱垂发生突然,情况危急,护理人员应给予心理支持和安慰,消除产妇恐惧心理,使其积极配合处理。

2. 产程观察　在产程过程中要严密监测脐带脱垂高危因素的产妇,指导产妇多卧床休息,防止胎膜早破。产程中,密切观察宫口开大及先露下降情况,多听胎心音,胎心音异常者立刻行阴道检查,并同时给予低流量吸氧。告知孕妇如自觉阴道流水及有条状物脱出时,要及时通知医护人员。

任务四　胎盘异常(前置血管和帆状胎盘)患者的护理

一、前置血管

1. 发展历程　前置血管(vasa praevia)是一种十分少见的产科疾病,表现是妊娠中、晚期无痛性阴道出血。前置血管易误诊为前置胎盘或胎盘早期剥离延误处理而使胎儿死亡。在正常情况下,脐带附着于胎盘胎儿面的近中央处。若脐带附着于胎盘边缘,称为球拍状胎盘

1-4　教学课件

(battledore placenta),分娩过程中对母儿无大影响,多在产后检查胎盘时发现。若脐带附着于胎膜上,脐带血管通过羊膜与绒毛膜间进入胎盘,称为脐带帆状附着(cord velamentous insertion);若胎膜上的血管跨过宫颈内口位于胎先露部前方,称为前置血管。由于前置的血管缺乏华通胶的保护,容易受到宫缩时胎先露的压迫或发生破膜时血管断裂,这种出血纯粹属于胎儿的出血,对母体无害,可是对胎儿的危险极大,将导致脐血循环受阻、胎儿失血而出现胎儿窘迫,甚至突然死亡。1801 年,Lostein 报道了脐带帆状附着导致胎儿死亡,而正式的第一例前置血管是 1831 年 Benckiser 报道的,至今这种致死性出血仍常冠以 Benckiser 的名字。

2. 症状体征　前置血管的表现并非一成不变。有一些前置血管的血管破裂发生在胎膜破裂之前,也可以在产前或产程中发生。有时在血管破裂处发生凝血块,可能是小支静脉破裂;由于出血后胎儿出现低血压,血流减缓出现凝血块而出血停止,但以后可能再次出血;如 1 次出血量较少,胎心率可能无改变;但如出血量稍多,胎心率往往有改变,此时应疑及前置血管。若抓紧时机证实为本病,立即处理常有挽救胎儿的可能,尤其是在人工破膜时突然发现出血应怀疑前置血管的可能。有时人工破膜后当时并无出血但以后又发生出血,可能开始时胎膜破裂部位并未累及前置血管,但当胎膜破裂口扩大时,撕裂前置血管而出血。极其少数情况下,出血时间长达数小时,但胎儿仍有存活。胎心率尚可以表现为正弦胎心率。先露部下降压迫胎盘帆状附着的血管也是导致胎儿宫

内窘迫和死亡的一个原因。这一点常常为人们所忽略。先露部对帆状血管的压迫可以发生胎心率减速,心动过缓。Curl 等曾尝试以手压迫前置血管,发现在 30s 内即发生胎儿心动过缓。有学者研究显示在前置血管中血管压迫可使 50%～60% 的胎儿死亡。胎心率改变并不是前置血管的特异性变化,但它的出现,应使产科医师考虑到前置血管的可能性,应尽快做出诊断,立即处理。阴道检查有时偶尔可发现前置血管。例如世界上首次报告前置血管的 Benckiser 就是在阴道检查时发现无搏动的血管;若扪及有搏动的血管,更可以明确此诊断。如 Carp 等(1929)就在 1 例 3 胎妊娠中内诊发现了前置血管,在及时剖宫产后胎儿均存活。

3. 用药治疗　如在产前已确诊为前置血管,应在孕 37～38 周终止妊娠以避免前置血管破裂或受压所带来的危害。分娩方式为剖宫产。如发生前置血管破裂,虽然学者们都认为胎儿预后较差,但如胎儿存活,仍宜即刻剖宫产终止妊娠。同时积极备血,准备新生儿复苏器具,请新生儿科医师参加抢救。新生儿一般均有重度贫血、脸色苍白等,应考虑立即输血。输入途径之一为脐静脉,因配血需要时间,紧急时可用 O 型血。如胎儿已死亡,则经阴道分娩。

4. 饮食保健　饮食宜清淡,注意卫生,合理搭配膳食。

5. 预防护理

(1)定期做产前检查,及早发现病情。如在妊娠中、晚期,减少活动,防止便秘,不做阴道检查或肛查。胎儿成熟后,行选择性剖宫产。

(2)若在产程中肯定诊断,胎儿存活,胎心率规则,应从速行剖宫产术抢救。

6. 病理病因　前置血管的病因不明。以下均系学者们并未经证实的假设,1900 年 Franque 认为在正常情况下体蒂(脐带的始基)总是以与血供最丰富的蜕膜部位接触的绒毛膜伸向胎儿;在早孕时,血供最丰富的部位是包蜕膜。体蒂起源于此。但随妊娠的进展,血供最丰富的区域已移至底蜕膜,胎盘在此形成。可是如果体蒂仍在原位,体蒂处的绒毛已萎缩成为平滑绒毛膜,于是该部位的血管呈帆状分布,使脐带附着于胎盘的边缘。Strausman 在 1902 年提出呈帆状附着的脐带。在开始时胎盘种植于底蜕膜,后由于胎盘向血液灌注更好的区域伸展,原来附着于中央部位的脐带逐步变为偏心甚至边缘附着,而围绕于附着部位的胎盘子叶退化成为光滑绒毛膜,最终发展成为脐带的帆状附着。Benirschke 和 Driscoll 在 1967 年发表文章所持的观点与此基本相同。与前置血管相伴的危险因素是胎盘异常。在前置胎盘、双叶胎盘、副胎盘、多胎妊娠中易发生前置血管,特别是在双胎中脐带帆状附着者约占 10%,故易伴发前置血管。亦有报道认为前置血管中胎儿畸形增多,如尿路畸形、脊柱裂、心室间隔缺损、单脐动脉等。

7. 疾病诊断　须与低置胎盘、Ⅰ度胎盘早剥和胎盘边缘血窦破裂相鉴别。B超检查可助区别。

8.检查方法

(1)实验室检查　要确定孕期阴道出血来源于母亲还是胎儿是相当困难的。不少学者在这方面做了尝试和努力。目前基本方法有以下几种：

1)在显微镜下观测红细胞的来源　一般用于观察有核红细胞来区别出血的来源，如有较多的有核红细胞，提示血液来自胎儿的可能性很大；但这并非十分具有特征性的方法。

2)蛋白电泳试验　本法需时 1h 左右，先以 Beckman 溶血试剂将阴道血稀释 1 倍，再以顺丁烯二盐酸缓冲液稀释 5 倍，然后将溶血物质进行电泳。本法敏感度较高，但需一定设备，需要的检验时间较长。

3)Kleihauser 试验　先将血制成血液涂片。空气干燥 20min，并以 80% 乙醇固定 5min，以流水轻轻冲洗后干燥，再将涂片置于洗液中(FeCl$_3$ 14.8mmol/L 及 Hemastoxylin 16.5mmol/L)20s，以流水轻轻冲洗。然后以 Ergthrosin 0.1g/100mL 染色 2min，再以水清洗，干燥，镜检。如细胞含胎儿血红蛋白(Hb-F)则染色将为明显的红棕色，如为成人血红蛋白(Hb-A)则看来如同"幻影"。

对以上各种方法，评价优劣，应根据其敏感性、特异性、实验的复杂程度及报告速度等衡量。

(2)其他辅助检查

1)超声检查　1987 年，Gianopoulos 等首次用超声扫描诊断前置血管。该例为一低置胎盘，在宫颈内口上方疑有一副胎盘，在此可见血管搏动，故认为可能有脐带存在。用多普勒超声确定为胎儿血管，但数次扫描该血管的位置固定不变，因此怀疑为一前置血管。于妊娠 40 周时行选择性剖宫产，得一活婴，并证实此为一前置血管。1988 年，Hurluy 又于孕 18 周及孕 27 周时以超声检查疑为前置血管。该 2 例均为双叶胎盘，第 2 例尚有反复的产前出血，2 例均于足月时做剖宫产，各得一活婴，检查其胎盘均证实有前置血管。Nelson 等于 1990 年首次应用经阴道超声并伴多普勒超声检查前置血管获得成功。Nelson 等认为阴道超声较腹部超声更为清晰，可以获得腹部超声所难以显示的图像，并可确定其和内口的关系，以后此类报告日益增多，并证实确为诊断前置血管的重要手段。为避免前置血管对胎儿造成伤害，Lee 等于 2000 年报道，在一个医院里对 93874 例孕妇从 1991 年 1 月至 1998 年 12 月于孕中期和孕晚期做宫颈内口的超声检查，如疑有异常血管即以阴道超声及多普勒超声确定诊断，结果有 18 例孕妇有前置血管，最早发现的 1 例为 15.6 周，8 例显示胎盘的边缘靠近内口而最后胎盘"退缩"后出现前置血管，6 例在平均 31.3 周时有轻度出血。有 3 例在妊娠晚期做 B 超时转为正常而经阴道分娩，其余 15 例以剖宫产终止妊娠，2 例双胎各有 1 个死亡，1 例胎龄仅 26 周，另 1 例早产婴因肺透明膜病等多种疾病而死于产后第 3 天。胎盘检查可见 10 例有脐带帆状附着，双叶胎盘 3 例，副胎盘 2 例，脐带胎盘边缘附着 2 例。该报道为单个医院近 10 年系统检查的结果,因此具有代表性。

根据 Oyelese 等在 1999 年发表的实际经验,可以在孕 20 周第 1 次做 B 超时做胎盘定位,为有无前置血管提供依据。并对所有高危孕妇,特别是多胎妊娠、胎盘低置、双叶胎盘及有副胎盘者做经阴道超声及多普勒超声检查,其中亦包括体外受精-胚胎移植(IVF-ET)妊娠者。根据 Dougall 和 Baind 在 1989 年总结的前置血管出现方式,以及近年发展起来的经阴道和会阴部超声以及彩色多普勒超声检查,可以归结为 6 种:①经超声检查发现前置血管(未破裂);②阴道检查扪及前置血管(未破裂);③胎膜未破而前置血管破裂;④胎膜自然破裂时前置血管破裂;⑤人工破膜时前置血管破裂;⑥前置血管受压。

在用超声诊断之前,常因阴道出血才知道有胎盘病变存在,而且十分容易被误诊为前置胎盘。由于胎儿足月妊娠时的血容量约为 250mL,如失血超过 20%～25%,相当于 60mL,即可发生失血性休克,失血更多而未及时处理,将不可避免地发生胎儿死亡。

2)磁共振成像检查　磁共振成像(magnetic resonance imaging,MRI)亦为检查前置血管的方法之一,正确率高,但费用高,故用 MRI 诊断本病较难推广。

3)羊膜镜检查　通过羊膜镜(amnioscopy)直接看到帆状血管经过宫颈内口是十分可靠的办法。Browne 等(1968)曾以此法对 1434 例孕妇做 3589 次羊膜镜检查,发现 2 例前置血管,但该法亦有其局限性。Young 等在 1991 年报道,用此法与 B 超结合,查出了 2 例用 B 超筛查时漏诊的前置血管患者。

9. 并发症　主要并发症为胎儿窘迫,甚至胎儿死亡。

10. 预后　及早发现、及早行剖宫产治疗预后较好。如已发生前置血管破裂,则胎儿预后较差。

二、帆状胎盘

【定义】

帆状胎盘指脐带附着于胎膜。在正常情况下,脐带附着于胎盘胎儿面的近中央处。若脐带附着于胎膜上,脐带血管通过羊膜与绒毛膜间进入胎盘,称为脐带帆状附着(cord velamentous insertion),血管经胎膜作扇形分布进入胎盘。帆状胎盘在双胎中的发生率比单胎高 9 倍,此形状胎盘对母体本身无影响。

【对母儿的影响】

帆状胎盘对胎儿的影响比较大,容易造成胎儿死亡。如果脐带附着点正好在胎盘下缘近宫颈处,可受胎儿先露部的压迫,引起胎儿宫内窘迫乃至死亡。而当其血管接近宫颈口,并位于先露部的前方时则会造成血管前置,致胎儿失血甚至死亡。

任务五　死胎患者的护理

【定义】

妊娠 20 周后胎儿在子宫内死亡,称为死胎。胎儿在分娩过程中死亡,称为死产,也是死胎的一种。

1-5　教学课件

【病因】

1.胎盘及脐带因素　如前置胎盘、胎盘早剥、血管前置、急性绒毛膜羊膜炎、脐带帆状附着、脐带打结、脐带脱垂、脐带绕颈缠体等,胎盘大量出血或脐带异常,导致胎儿缺氧。

2.胎儿原因　胎儿严重畸形、胎儿生长受限、双胎输血综合征、胎儿感染、严重遗传性疾病、母儿血型不合等。

3.孕妇原因　严重的妊娠合并症与并发症,如妊娠期高血压疾病、抗磷脂抗体综合征、糖尿病、心血管疾病、各种原因引起的休克等。子宫局部因素,如子宫张力过大或收缩力过强、子宫畸形、子宫破裂等局部缺血而影响胎盘和(或)胎儿。

【临床表现】

死胎在宫腔内停留过久可能引起母体凝血功能障碍。胎儿死亡后约 80% 在 2～3 周内自然分娩出。若死亡 3 周胎儿仍未排出,退行性变的胎盘组织释放凝血活酶进入母血循环,激活血管内凝血因子,容易引起弥散性血管内凝血(DIC)。胎死宫内 4 周以上,DIC 发生机会增多,可引起分娩时的严重出血。

【诊断】

孕妇自觉胎动停止,子宫停止增长,检查时听不到胎心,子宫大小与停经周数不符,B 超检查可确诊。

【处理】

死胎一经确诊,首先应详尽完善病史,包括家族史、既往史、本次妊娠情况。尽早引产,建议尸体解剖及胎盘、脐带、胎膜病理检查及染色体检查,尽力寻找死胎原因,做好产后咨询和心理支持。引产方法有多种,包括米索前列醇,经羊膜腔注入依沙吖啶及催产素引产等。应根据孕周及子宫有无瘢痕,结合孕妇意愿,知情同意下选择。原则上是尽量经阴道分娩,剖宫产仅限于特殊情况下使用。对于妊娠 28 周前有子宫手术史者,应制定个体化引产方案。妊娠 28 周后的引产方案应根据产科指南制定。胎儿死亡 4 周尚未排出者,应行凝血功能检查。若纤维蛋白原 $<1.5g/L$,血小板计数 $<100\times10^9/L$,可用肝素治疗。可使纤维蛋白原和血小板计数恢复到有效止血水平,然后再引产,并备新鲜血,注意预防产后出血和感染。即使经过全面、系统的评估,仍至少有 1/4 的病例无法明确原因。对于不明原因的低危孕妇,37 周之前死胎的复发率为 7.8‰～10.5‰,37 周之

后的再次复发率为 1.8‰。有合并症或并发症的高危孕妇,死胎的复发率明显增加。

【护理要点】

1. 心理护理　关心患者的疾苦,耐心倾听患者的诉说,提供患者发泄情绪的机会。尽可能满足患者的需求,解除患者思想顾虑,增强对治疗的信心。取得家人的理解和帮助,减轻患者的心理压力。

2. 遵医嘱引产,注意预防产后出血和感染。产后仔细检查胎盘、脐带及胎儿,尽可能明确死胎发生的原因。

3. 产后 6h 内要观察阴道出血,并注意血液是否凝固,注意尿量及颜色,及时发现血红蛋白异常和肾功能不全,观察产后子宫复旧情况,有无乳胀。

4. 半年后可以再次妊娠,妊娠后密切观察胎儿情况,如有异常及时就诊。

【健康指导】

1. 禁止性生活及盆浴 1～2 个月,避孕半年的目的及重要性。

2. 嘱患者尽量查出死胎原因,并进行治疗。半年后可以再次妊娠。

3. 注意休息,避免劳累。加强营养,多饮水,不吃辛辣食物,保持大便通畅。

4. 注意卫生,保持会阴干洁,每日清洗会阴 2～3 次,穿棉质内裤。

5. 注意腹痛及阴道出血情况,如有异常及时就诊,一周后复查 B 超。

6. 妊娠后密切观察胎儿情况,如有异常及时就诊。

任务六　胎儿畸形患者的护理

胎儿先天畸形是指胎儿由于内在的异常发育而引起的器官或身体某部位的形态学缺陷,又称为出生缺陷。出生缺陷(birth defect)指胚胎或胎儿在发育过程中所发生的结构或功能代谢的异常。我国出生缺陷的总发生率约为 5.6%。出生缺陷的一级预防是在孕前通过婚检、孕前健康检查、科普教育和采取干预措施进行预防;二级预防是在孕期通过超声检查或通过采集母儿样本进行产前筛查和产前诊断;三级预防是在出生后对新生儿进行早筛查、早治疗、早康复,减慢或延缓有出生缺陷患儿的疾病进展,减少患儿不可逆的身体及神经系统损伤的发生。根据卫生部 2002 年颁布的《产前诊断技术管理办法》,妊娠 16～24 周应诊断的致命畸形包括无脑儿、脑膨出、开放性脊柱裂、严重的胸腹壁缺损伴内脏外翻、单腔心、致死性软骨发育不全等。超声筛查出以上严重的出生缺陷时建议孕妇到有产前诊断资质的医院进一步明确诊断。

1-6　教学课件

【病因】

胎儿发育分为胚细胞阶段、胚胎阶段及胎儿阶段。由于各阶段对致畸因素作用的敏感性不同,其结局亦不尽相同。胚细胞阶段相对不敏感,致畸因素作用后可致胚细胞死亡、流产;胚胎阶段最敏感,致畸因素作用后可导致胎儿结构发育异常;胎儿阶段致畸因素作用后仅表现为细胞生长异常或死亡,极少发生胎儿结构畸形。导致胎儿畸形的因素有以下 3 类:

1. 环境因素　包括药物、化学物质、毒品等环境中可接触的物质。环境因素致畸与其剂量效应、临界作用以及个体敏感性、吸收、代谢、胎盘转运、接触程度等有关。

2. 遗传因素　染色体数目或结构异常及性染色体异常均可导致胎儿畸形。有些缺陷与性别有关,如幽门梗阻,母亲患此病其子代发病危险性(20%)比父亲患此病时危险性(5%)高。

3. 综合因素　多基因遗传加环境因素常可导致先天性心脏病、神经管缺陷、唇裂、腭裂及幽门梗阻等胎儿畸形,多发生于女性胎儿。

【症状】

神经管缺陷(neural tube defect)由综合因素所致。致畸因素作用于胚胎阶段早期,导致神经管关闭缺陷。各地区的发病率差异较大,我国北方地区高达 6‰～7‰,占胎儿畸形总数的 40%～50%,而南方地区的发病率仅为 1‰左右。神经管缺陷包括常见的无脑儿、枕骨裂、露脑与颅脊椎裂。约 80%神经管缺陷者伴脑积水。

1. 无脑儿　无脑儿(anencephalus)是出生缺陷胎儿中常见的一种,系前神经孔闭合失败所致,是神经管缺陷中最严重的一种类型。女胎比男胎多 4 倍,由于缺少颅盖骨,眼球突出呈"蛙样"面容,颈项短,无大脑,仅见颅底或颅底部分脑组织,不可能存活。若伴羊水过多常早产,不伴羊水过多常过期产。无脑儿有两种类型,一种是脑组织变性坏死突出颅外,另一种是脑组织未发育。超声检查诊断准确率高。妊娠 14 周后,超声检查见不到圆形颅骨光环,头端有不规则"瘤结"。腹部扪诊时,胎头较小。肛门检查和阴道检查时可扪及凹凸不平的颅底部。无脑儿应与面先露、小头畸形、脑脊膜膨出相区别。无脑儿由于吞咽羊水减少,常伴有羊水过多。一经确诊应尽早引产,阴道分娩多无困难。如遇胎肩娩出困难,可等待或行毁胎术。

2. 脊柱裂　脊柱裂(spina bifida)属脊椎管部分未完全闭合的状态,也是神经管缺陷中常见的一种,发生率有明显的地域和种族差别。脊柱在妊娠 8～9 周开始骨化,如两半椎体不融合则形成脊柱裂,多发生在胸腰段。脊柱裂有以下 3 种:①脊椎管缺损,多位于腰骶部,外面有皮肤覆盖,称为隐性脊柱裂,脊髓和脊神经多正常,无神经系统症状。②两个脊椎骨缺损。脊膜可从椎间孔突出,表面可见皮肤包着的囊,囊大时可含脊膜、脊髓及神经,称为脊髓脊膜膨出,多有神经系统症状。③形成脊髓部分的神经管缺失。停留在神经褶和神经沟阶段,称为脊髓裂,同时合并脊柱裂。隐性脊柱裂在产前超声检查中常难发现。较大的脊柱裂产前超声检查易发现,妊娠 18～20 周是发现的最佳时机,由于超声检查的诊断敏感性较高,单独筛查脊柱裂可获得满意的筛查效益。超声检查探及某段脊柱两行强回声的间距变宽,或形成角度呈 V 或 W 形,脊柱短小、不完整、不规则弯曲,或伴有不规则的囊性膨出物。开放性脊柱裂胎儿的母血及羊水甲胎蛋白都高于正常,80%脊柱裂胎儿的母体血清甲胎蛋白(AFP)高于 2.5 MoM。无症状的隐性脊柱裂无须治疗。未经治疗的显性脊柱裂患儿的死亡率及病残率均较高,部分显性脊柱裂可通过开放性手术治疗改善预后。若诊断脊柱裂继续妊娠至分娩,每一例都应该与经验丰富的产科、神经外科和新生儿科专家进行会诊咨询。

3.脑积水 大脑导水管不通致脑脊液回流受阻,在脑室内外大量蓄积脑脊液,引起颅压升高、脑室扩张、颅腔体积增大、颅缝变宽、囟门增大。严重的脑积水及水脑可致梗阻性难产、子宫破裂、生殖道瘘等,对母亲有严重危害。腹部触诊可发现胎头宽大。如为头先露,产前检查示胎头跨耻征阳性,阴道检查示先露高、颅缝宽、囟门大且张力高、骨质薄软有弹性。孕 20 周后 B 超检查有助于诊断。脑积水的预后主要取决于病因及有无基因突变和合并的其他结构异常。轻度脑积水大部分无神经功能缺陷,严重脑积水产生神经功能缺陷的概率增高。有生机儿产前诊断严重脑积水及水脑,应建议引产,处理过程应以产妇免受伤害为原则。头先露,宫口扩张 3cm 时行颅内穿刺放液,或临产前超声检查监视下经腹行脑室穿刺放液,缩小胎头以娩出胎儿。

4.唇裂和唇腭裂(cleft lip and cleft palate) 发病率为 1‰,再发率为 4%。父为患者,后代发生率为 3%;母为患者,后代发生率为 14%。唇裂时腭板完整,唇腭裂时有鼻翼、牙齿生长不全。严重腭裂可通至咽部,严重影响哺乳。产前诊断较困难,B 超只能发现明显的唇腭裂。胎儿镜虽能直视诊断,但损伤较大。在新生儿期整形矫治疗效较好。

5.联体双胎 为单卵双胎所特有的畸形。B 超检查有助于诊断。确诊后应尽早终止妊娠,宜经阴道毁胎。足月妊娠时应引产。

【检查】

对于有不良环境接触史或畸形家族史的高危孕妇应进行产前筛查,结合实验室检查及各种仪器检查进行诊断。近年新的诊断技术和方法具有早期、快速、准确以及无创伤性等优点。利用这些方法对高危孕妇进行监测,可及时、准确地作出诊断。

1.临床常用的诊断方法和技术 超声技术因其应用方便且无创伤一直应用于临床诊断,可提高羊膜腔穿刺术、脐带穿刺术及绒毛吸取术的安全性和成功率,从而顺利进行生化及遗传学检查;近年三维超声可以协助诊断胎儿畸形;胎儿镜、胚胎镜虽属于有创伤性诊断技术,但能更直观、准确地观察胎儿或胚胎情况,且可进行宫腔内容物取样诊断,甚至可进行宫内治疗。TORCH 等病原微生物感染的血清学检测、孕妇血清甲胎蛋白(AFP)、乙酰胆碱酯酶的检测也可筛查先天畸形儿。

2.联合应用流式细胞仪与单克隆抗体技术 从孕妇外周血中寻找胎儿来源的细胞,再利用聚合酶链反应技术进行基因诊断获得成功,符合产前诊断的发展趋势,但仍有待进一步完善,以便服务于临床工作。

【胎儿畸形的高发人群】

1.家族生育畸形儿史及父母本身为生理障碍患者。

2.染色体异常,如21-三倍体、13-三倍体、18-三倍体、染色体缺失等。

3.母体　①各类糖尿病,尤其是妊娠早期为胰岛素依赖型。②结缔组织疾病,如系统性红斑狼疮、风湿性关节炎、Rh溶血症等。③感染性疾病,孕中期某些病毒感染,如风疹、弓形体病毒感染、流感等。④孕早期接受某些药物的治疗。⑤慢性酒精中毒。⑥高龄孕妇及不正常妊娠史(羊水过多、过少,既往流产、死胎史)。

【与检出率有关的几个因素】

1.先天性胎儿畸形的种类很多,几乎胎儿的所有系统均可受累。B超影像诊断的基础是胎儿形态学上的改变,形态改变大者,检出率高,形态改变小者,则不易查出。

2.仪器的分辨率。

3.检查者的技术熟练程度。

4.其他因素,如孕周、羊水量、胎位、母体因素等。

【胎儿畸形的超声诊断】

1.中枢神经系统的缺陷　发生率占胎儿畸形的首位。因受累部位不同,表现多样化。

(1)无脑儿超声图像特点　①缺少圆形的颅骨光环。②胎儿头端可见一"瘤结"状的块状物,其上可找眼眶及鼻骨。③脑组织萎缩,部分无脑儿可见发育不良的脑组织外包以脑膜囊,漂动在羊水中。④常合并颈胸椎段脊柱裂,同时合并羊水过多。在孕14~15周即可确诊。

(2)脑积水　分为脑室系统积水和脑室外系统积水。积水在脑室系统者称为脑内积水;积水在脑外间隙(脑与硬脑膜之间)者称为脑外积水,亦称水脑症。其超声图像特点如下:①轻度:脑室轻度扩大,含液性暗区,液体内常见反光强光团(脉络丛)。脑室率>0.5。双顶径与孕周相符。②晚期:胎儿双顶径明显大于胎龄,头围径明显大于胎儿腹、胸围,头体比例失调,胎儿颅内绝大部分为液性暗区,中线漂动在脑脊液内。重症脑室积水,脑组织受压变薄。③水脑症:见大量脑脊液围绕脑组织或仅见脑干结构,在这个水平以上的结构(包括大脑、脑室及大脑帘)均缺如。

(3)脑脊膜膨出

1)脑膜膨出　其超声图像特点为:①在胎儿颅骨中线部位膨出一囊性肿物,内含液性暗区;②膨出处骨质缺损;③囊肿外包绕囊壁,有时较厚(含皮肤)。

2)脊膜膨出　其超声图像特点为:①脊柱中线任何部位突出一囊性包块,内含液性暗区,在羊水中漂动;②脊膜膨出处骨质缺损;③囊壁很薄,仅为一层膜。

(4)脑膜脑膨出　其超声图像特点为:①胎儿头颅中线位置可见突出一包块,包块有较厚的壁,含皮肤,包块界限清晰。②包块与胎头连接处,颅骨壁缺损。③包块内见部分或全部脑组织,呈迂回状实性结构。④颅骨光环缩小或不规划,骨壁厚薄不均,双顶径可能偏小。

(5)小头畸形 超声图像表现为胎儿双顶径、头围、头面积低于该孕龄的三个标准差以上者,诊断即可成立。小头畸形病因很多,常为染色体隐性遗传,也可为环境因素的损害。

(6)脊柱裂 超声图像因脊柱裂病变的轻重、位置、形态不同而表现不同。

1)包块型脊柱裂 患处呈隆起包块状,分为两种图像:①实质性包块,多为隆起排列紊乱骨骼,为实质性,回声强。②囊性包块,患处为一小囊突起,内为液性暗区,此处脊柱两条光带外带有部分中断缺如,小囊内为脑脊液。

2)变宽型脊柱裂 患处两光带变宽,骨质增厚,排列不齐,或脊柱缩短变宽。

3)分叉型脊柱至骶尾部两光带分叉状劈开。

注:超声探查脊柱裂最适宜时间是孕 17～18 周,因此时羊水量相对较多,易于探查。

2.消化系统畸形与异常

(1)消化道闭锁的超声诊断

1)食道闭锁 表现为:①胎儿腹腔内找不到含液的胃泡或肠管;②合并羊水过多。

2)胃幽门梗阻 可见胃扩张为"单泡"状,合并羊水过多。

3)十二指肠闭锁 如果闭锁在十二指肠,那么胎儿上腹部或中腹部在横切面上见"双泡征"。

4)空回肠闭锁 ①胎儿腹腔膨隆,腹围增大。②胎儿腹腔内可见许多扩张充液肠环。③常合并羊水过多。④肠管蠕动非常活跃。

5)肛门闭锁 ①胎腹膨隆,下腹部可见一"双叶征",内含液性暗区。②"双叶"中膈可位中央或偏旁,中膈可为完全性或为不完全性。③直肠可扩张,增厚。④一般合并羊水过多。

(2)疝

1)脐疝超声表现 ①胎儿腹壁脐部有缺损。②从腹壁处突出一包块,内含胎儿内脏及腹水。③包块外包裹一层疝囊,较薄。④有时可见疝囊内有胎儿搏动的心脏。⑤常合并羊水过多。

2)膈疝的超声表现 ①胎儿胸腔内除见心脏外,在心脏旁尚可见充液或衰减的肠管。②胎儿在子宫内活动异常,有打嗝或呕吐动作,张口吐舌频繁出现。③常合并羊水过多。

3.腹水及胸水

(1)胎儿腹水 在胎儿腹壁与内脏之间有程度不等液性暗区。

(2)胎儿胸水 在胸壁与胎心脏之间有程度不等液性暗区,其中可见搏动胎心,在胎心上方可见两侧被压缩的肺脏。

(3)胎儿胸、腹水同时存在 腹、胸腔内均有积水,胸腹腔间可见横膈呈一条状,其上方胸腔内连有胎儿心脏和肺脏,其腹腔面连有肝脾、肠管等内脏。

4. 泌尿系统畸形

(1)肾发育不全或肾缺如　胎肾缺如或发育不良者不易看清正常肾脏轮廓,如为双侧肾缺如,则看不到充液的膀胱,多合并羊水过少或无羊水、胎儿宫内生长迟缓。

(2)肾盂积水　常为单侧的,肾脏增大。肾盂、肾盏出现扩张、积水。

(3)多囊肾　常为双侧性,两肾增大,可充满全腹,中央集合器仅见痕迹,实质反光较强,可无羊水或羊水极少。

(4)尿道梗阻　使膀胱扩张充满腹腔。

(5)鞘膜积液　积液量可多、可少。阴囊增大,有中膈,两侧鞘膜内均可见液性暗区,各含一光团为睾丸。

5. 胎儿骨骼系统异常

骨骼发育异常可见于头部、胸部、四肢。

(1)软骨发育不全　①胎儿头颅较大而圆,前额突出,双顶径、腹围增大。②胸腔狭窄,呼吸振幅很小。③腹部明显膨隆,脊柱平直,有时有腹水。④胎儿肢体短而弯曲。⑤羊水过多。

(2)成骨发育不全　①胎儿头颅正常或颅骨壁很薄,常有塌陷。②胸腔变形,肋骨脆,易折断。

(3)四肢骨短而宽,弯曲质脆,可成角,易在宫腔内骨折。

6. 胎儿水肿　胎儿水肿由多种原因造成,如 Rh 因子不合、ABO 溶血、药物中毒、先天性心脏病、糖尿病等。

法定必须发现的胎儿畸形有以下六种:无脑儿、脑膨出、开放性脊柱裂、胸腹壁缺损内脏外翻、单腔心、致命性软骨发育不全等。

7. 防治　预防出生缺陷应实施三级预防原则,即去除病因、早期诊断、延长生命。建立、健全围生期保健,向社会广泛宣传优生知识。避免近亲婚配或严重的遗传病患者婚配,同时提倡适龄生育,加强遗传咨询和产前诊断,注意环境保护,减少各种环境致畸因素的危害,可有效地降低各种先天畸形儿的出生率。对于无存活可能的先天畸形,如无脑儿、脑积水等,一经确诊应行引产术终止妊娠。以母亲免受损害为原则,分娩若有困难,必要时可行毁胎术;对于有存活机会且能通过手术矫正的先天畸形,尽可能经阴道分娩。

项目二　妊娠合并内科疾病患者的护理

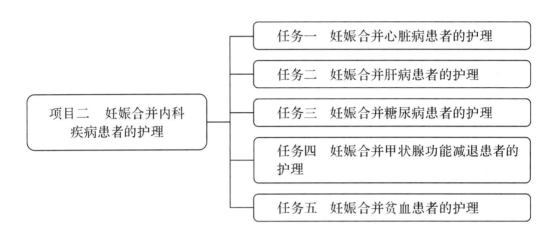

项目二　妊娠合并内科疾病患者的护理

- 任务一　妊娠合并心脏病患者的护理
- 任务二　妊娠合并肝病患者的护理
- 任务三　妊娠合并糖尿病患者的护理
- 任务四　妊娠合并甲状腺功能减退患者的护理
- 任务五　妊娠合并贫血患者的护理

【情境描述】

张某,女,38 岁。因"停经 26^{+5} 周,头痛头晕伴血压升高 2 天"就诊。

曾在孕 24^{+1} 周查"OGTT 试验示空腹、餐后 1h、餐后 2h 血糖分别为 4.76、10.06、8.37mmol/L",提示"妊娠期糖尿病",予饮食控制血糖。2 天前患者出现头晕头痛,程度不剧,伴胸闷、腰背部酸痛不适,血压 164/102mmHg,尿蛋白(++++),转我院急诊。自怀孕以来,神清,精神佳,睡眠一般,胃纳佳,大小便如常,体重增加 13kg。

查体:T 37℃,P 80 次/min,R 22 次/min,BP 147/97mmHg。神清,精神可,心肺无殊,肝脾肋下未及。宫底高 24cm,腹围 102cm,胎儿体重估计 1100g,先露头,未衔接,胎位头位,胎心 144 次/min,宫缩无,内诊未行,胎膜未破。

辅助检查:2021 年 8 月 6 日,产科 B 超:胎位头位,脐动脉血流指数正常。双顶径 67mm,头围 253mm,腹围 228mm,股骨长 51mm,胎盘位于前壁,厚约 30mm,胎盘成熟度Ⅰ级,羊水最大暗区 47mm。胎颈部见 U 形切迹及脐带血流。宫颈管长度 34mm。

初步诊断:1.高危妊娠,G_3P_1,孕 26^{+5} 周,头位待产。2.早发型重度子痫前期。3.妊娠合并子宫瘢痕。4.妊娠合并子宫肌瘤。5.妊娠期糖尿病。

请问:护理诊断与主要护理措施是什么?

任务一　妊娠合并心脏病患者的护理

妊娠合并心脏病高居我国孕产妇死因第二位,为非直接产科死因的第一位。在妊娠合并心脏病患者中,以先天性心脏病最为常见,占35%~50%。妊娠期、分娩及产褥期孕产妇体内发生一系列变化,增加了心血管系统的负担。在正常情况下,心脏通过代偿可以承受,但孕妇的心脏功能因已患有心脏病而有所减退时,此额外负担则可能造成心脏功能进一步减退,甚至引起心力衰竭,威胁母婴生命。

2-1　教学课件

【妊娠与分娩对心脏病的影响】

1.妊娠期

(1)血容量增加　一般于妊娠第6周开始,第32~34周达高峰,较孕前增加30%~45%,此后维持在较高水平,产后第2~6周恢复正常。

(2)心排血量增加　妊娠早期主要引起心排血量增加,妊娠4~6个月时增加最多,平均较孕前增加30%~50%。心排血量受孕妇体位的影响极大,极易发生"仰卧位低血压综合征"。

(3)心率加快　妊娠中晚期心率加快,分娩前1~2个月心率平均每分钟增加10次。二尖瓣狭窄和肥厚型心肌病孕妇可出现明显症状。

(4)心脏后负荷增加　妊娠晚期子宫增大,横膈上升使心脏向左向上移位,心脏大血管扭曲,使心脏射血的阻力增加。

2.分娩期　是心脏负担增加最为严重的时期。

(1)第一产程　每次宫缩增加了周围血循环的阻力和回心血量。临产后,每次宫缩约有250~500mL血液自宫壁进入中心循环,使心排血量增加约24%,平均动脉压增高约10%,致左心室负荷进一步加重。

(2)第二产程　除宫缩外,腹肌与骨骼肌亦收缩,周围循环阻力增加更明显;加上产时用力屏气,肺循环压力显著增高;同时腹压加大,使内脏血涌向心脏,故心脏负担此时最重。

(3)第三产程　胎儿娩出后子宫缩小,子宫血窦内的大量血液突然进入血循环中,使回心血量急剧增加,快速涌向心脏,易引起心力衰竭;另外,由于腹腔内压骤减,大量血液向内脏灌注,回心血量严重减少,易造成周围循环衰竭。

3.产褥期　产后3天内仍是心脏负担较重时期。产后1~3天内,组织内潴留的水分进入血循环,致体循环血量再度短暂增加,心脏负荷再次加重。

综上,心脏病孕妇在妊娠32~34周时、分娩期(第一产程末、第二产程)及产后3天内心脏负荷最重,是患者发生心力衰竭的三大危险时期。

【心脏病对妊娠、分娩、胎儿和新生儿的影响】

心脏病不影响妊娠,但某些心脏病未手术矫正者不宜妊娠。心脏病对胎儿的影响,与病情严重程度及心脏功能代偿状态有关。病情较轻、代偿功能良好者,对胎儿影响不大;如发生心力衰竭,可因子宫淤血及缺氧而引起流产、早产、死产与剖宫产率增加,引起胎儿宫内窘迫、死胎与新生儿窒息率增加。

【诊断】

1.妊娠合并心脏病的诊断 患者既往都有心慌气短感觉,妊娠后加重。在心前区可听到Ⅱ级以上舒张期杂音或Ⅲ级以上收缩期杂音,严重者可有奔马律或心房纤颤等。心电图检查有严重的心律失常;超声心动图显示心腔扩大,心肌肥厚,瓣膜运动异常与心内结构畸形等。

2.心功能的诊断 心脏病对妊娠和分娩的影响程度与心脏的代偿功能有关。

(1)纽约心脏病协会(NYHA)依据患者生活能力,将心脏病患者心功能分为4级。

Ⅰ级:一般体力活动不受限制。

Ⅱ级:一般体力活动轻度受限制,活动后心悸、轻度气短,休息时无症状。

Ⅲ级:一般体力活动明显受限制,休息时无不适,轻微日常工作即感不适,如心悸、呼吸困难等;或既往有心力衰竭史者。

Ⅳ级:一般体力活动严重受限制,不能进行任何体力活动;或休息时有心悸、呼吸困难等心力衰竭表现。

(2)客观检查结果评估 根据心电、负荷试验、X线与超声心动图等客观检查结果来判断,分四级。

A级:无心血管病的客观依据。

B级:客观检查结果表明属于轻度心血管病患者。

C级:客观检查结果表明属于中度心血管病患者。

D级:客观检查结果表明属于重度心血管病患者。

3.心力衰竭的表现 心脏代偿功能可将两种分级并列,如心功能Ⅱ级C。在心功能Ⅲ级以上者,常突然发生严重心力衰竭。因此,早期诊断和处理极为重要。早期心力衰竭的表现:①轻微活动即有心慌、胸闷、气短。②休息时心率每分钟超过110次,呼吸在20次/min以上。③夜间常因胸闷而坐起呼吸,或到窗口呼吸新鲜空气。④肺底部出现少量持续性湿啰音,咳嗽后不消失。

【处理】

1.孕前咨询

(1)可以妊娠 心脏病变较轻,心功能Ⅰ～Ⅱ级,既往无心力衰竭史,也无其他并发症者,可以妊娠。

(2)不宜妊娠 心脏病较重,代偿功能在Ⅲ级以上者;既往妊娠有心力衰竭发作病史或妊娠早期即发生心力衰竭者;风湿性心脏病有中、重度二尖瓣病变伴肺动脉高压者;发绀型先天性心脏病;患有活动性风湿热、亚急性细菌性心内膜炎及有严重心律失常者;严重先天性心脏病及心肌炎。

2.妊娠期

(1)不宜妊娠者　在妊娠 12 周以内可行人流术;妊娠超过 12 周者,终止妊娠需行较复杂的手术,有较大危险性,应尽量避免,如有条件,可在积极治疗观察下,使妊娠继续下去。凡出现心力衰竭者,必须在控制心力衰竭后再终止妊娠。顽固性心力衰竭患者,应与内科医生配合。

(2)可以妊娠者

1)应加强产前检查。在 20 周以前,至少每 2 周检查 1 次;20 周以后,尤其是 32 周后,每周检查 1 次。在妊娠 36～38 周提前入院待产。

2)发现早期心力衰竭征象者应立即入院治疗。

3)患者应有足够的休息,每日至少睡眠 10h,避免较重的体力劳动。

4)进低盐饮食。妊娠 16 周后,一般每日食盐量不超过 4～5g。

5)控制体重过度增长,体重每周增长不超过 0.5kg,整个孕期不超过 12kg。

6)注意预防呼吸道感染。

7)有贫血者应积极治疗。

8)动态观察心脏功能,由于孕妇对洋地黄类药物的耐受性较差,孕期不主张预防性应用洋地黄类药物。

9)早期心力衰竭者,用药时(尤其在快速洋地黄化时)应注意毒性反应,如呕吐、脉搏缓慢及胸痛等。孕期最好服用起效及排泄皆较为迅速的洋地黄类药物。如地高辛 0.25mg,口服 2 次/日,2～3 日后酌情改为 1 次/日。不要求达饱和量,以备万一心力衰竭加重后能有加大剂量的余地。

10)妊娠晚期心力衰竭应放宽剖宫产指征。

3.分娩期　妊娠合并心脏病患者宜在妊娠晚期提前选择好分娩方式

(1)经阴道分娩　心功能Ⅰ、Ⅱ级,胎儿不大,胎位正常,宫颈条件良好,可在严密监护下阴道分娩。

1)第一产程　做好产妇的思想工作,稳定其情绪。密切注意产妇的血压、脉搏、呼吸与心率。适当应用镇静剂,如哌替啶、异丙嗪(非那根)等以消除其恐惧紧张情绪。一旦发现心力衰竭征象,患者可取半坐卧位,高浓度面罩给氧及尽快给予强心药物等措施,如用毛花苷丙(西地兰)0.4mg 加于 25% 葡萄糖溶液 20mL 内缓慢静脉注射。必要时 4～6h 后再给 0.2mg。注意事项同毒毛旋花子甙 K。产程一开始即可用抗生素预防感染。

2)第二产程　宫口开全后,用胎头吸引器或产钳助产,尽快结束分娩,以免产妇过度用力。臀位产妇必要时行臀牵引术以尽快结束分娩。

3)第三产程　注意防治产后出血。胎儿娩出后，腹部立即放置沙袋，以防因腹压骤降而诱发心力衰竭。为防治产后出血，必要时可肌注催产素 10～20U。麦角新碱会增加静脉压，禁用。补充血容量速度不可过快以防诱发心力衰竭。

(2)剖宫产　近年来认为剖宫产时血流动力学的改变比阴道分娩小。胎儿偏大，胎位不正，产道条件不好，心功能Ⅲ、Ⅳ级者，均应选择剖宫产术。术后心脏情况可好转。不宜再妊娠者，术中同时行输卵管结扎术。

4.产褥期　产后 3 天内，尤其是产后 24h 内必须加强观察，警惕发生心力衰竭，并提前做好抢救准备。心功能Ⅲ级以上者不宜哺乳。产后易并发感染及亚急性细菌性心内膜炎，可预防性应用抗生素至产后 1 周左右。病情较轻者，应注意避孕；对不宜再生育者，应劝行绝育手术。绝育手术可在产后 1 周左右进行，此时心脏情况已趋稳定，体力基本恢复，产后感染也已排除。对有心力衰竭者，先控制心力衰竭，再择期行绝育手术。

【护理要点】

1.协助判断患者对妊娠的耐受力　根据心脏病的类型、病变程度、心功能状态等确定能否妊娠。对不宜妊娠者，告诫患者需采取有效避孕措施。

2.动态观察心脏功能　定期进行超声心动图检查，测定心室射血分数、每分钟心排血量、心脏排血指数及室壁运动状态，判断随妊娠进展患者心功能的变化。

3.及早发现早期心力衰竭　严密监测生命体征，监测早期心力衰竭征象。

4.胎儿情况监护　定期听胎心，指导孕妇自数胎动，必要时行胎心监护、B 超检查来监测胎儿宫内情况，以便及时发现胎儿缺氧，并做好胎儿宫内窘迫的防治。

【治疗】

1.妊娠期

(1)指导定期产前检查　从确定妊娠时即开始，检查次数及间隔时间可依病情而定，增加产前检查次数，提前入院待产。

(2)预防和治疗各种引起心力衰竭的诱因　①预防感染：嘱心脏病孕妇不去公共场所，勿与有传染病的患者接触；注意保暖，预防感冒；保持口腔卫生，做到早晚刷牙，饭后漱口，防止口腔炎的发生；保持外阴清洁，预防泌尿系统感染；遵医嘱合理应用有效抗生素。②预防贫血：妊娠 20 周以后预防性应用铁剂预防贫血。③预防妊娠期高血压疾病：定期监测血压，观察下肢水肿及体重增加情况，及早发现及时处理妊娠期高血压疾病。心脏病孕妇整个妊娠期体重以不超过 10kg 为宜。

(3)遵医嘱使用强心药　注意观察心脏功能。发现早期心力衰竭，遵医嘱给予作用和排泄较快的地高辛，口服。

(4)急性左心衰竭的紧急护理　①体位：取半卧位或坐位，双腿下垂。②给氧：高流量面罩或加压给氧。③镇静：遵医嘱给吗啡 3～5mg 静脉注射。④遵医嘱给药物治疗：

快速利尿,呋塞米 20～40mg 以 25% 葡萄糖溶液稀释后静脉注射,2min 内推完;血管扩张剂,给硝酸甘油 0.3mg 或硝酸异山梨酯 5～10mg 舌下含服;解除支气管痉挛,氨茶碱 0.25g 稀释后缓慢静脉注射;或地塞米松 10～20mg 静脉注射;洋地黄类药物,速效洋地黄制剂毛花苷丙 0.4mg 加 25% 葡萄糖溶液 20mL,缓慢静脉注射。⑤其他:应用四肢轮扎方法减少静脉回心血量。

2. 分娩期

(1)第一产程　①宫缩时,指导患者做深呼吸或腹部按摩,减轻不适。对宫缩痛较强者按医嘱使用镇静剂,如地西泮、哌替啶等。②间歇吸氧。③禁忌灌肠。④密切观察生命体征,注意心率、脉搏、呼吸、血压变化,每 15min 测量 1 次,注意心功能变化。⑤密切观察产程进展,注意子宫收缩、胎心、胎动情况,如有异常及时报告医生并做好剖宫产术前准备。⑥发现早期心力衰竭时,按医嘱给强心药。⑦予抗生素预防感染。

(2)第二产程　①配合医生行会阴切开及阴道助产术(如胎头吸引术、产钳术或臀位助产术),缩短第二产程。②避免产妇屏气用力。③密切观察母儿情况:观察生命体征、心功能变化及胎儿情况。④遵医嘱给药物治疗,并观察药物反应。⑤必要时吸氧。⑥做好新生儿抢救的准备工作。

(3)第三产程　①腹部加沙袋压迫。胎儿娩出后,立即腹部放置沙袋,以防腹压骤降,沙袋于产后 24h 去除。②镇静休息。按医嘱给吗啡 5～10mg 皮下注射。③预防产后出血。按摩子宫,静脉或肌内注射缩宫素 10～20U,禁用麦角新碱。④遵医嘱输血。出血量多者,遵医嘱输血,但应严格控制输血、输液速度。

(4)剖宫产术的护理　①放宽剖宫产指征。②以连续硬膜外阻滞麻醉为好,麻醉剂中不加肾上腺素,麻醉平面不宜过高。③采取左侧卧位 15°,上半身抬高 30°,以防仰卧位低血压综合征。④做好术前准备及术中、术后护理配合。⑤术中、术后应严格限制输液量。⑥不宜妊娠者,术中同时行输卵管结扎术。

3. 产褥期

(1)预防心力衰竭　①密切观察,尤其在产后 72h 内,应密切观察生命体征及心功能变化,防止发生心力衰竭。②保证充分休息,产后 24h 内应绝对卧床休息,保证充足的睡眠,必要时遵医嘱给小剂量镇静剂,如地西泮口服。病情轻者,产后 24h 后,根据患者的心功能情况,可适当下床活动。③预防便秘,注意饮食清淡、合理,多吃蔬菜、水果,必要时使用缓泻剂。④协助判断能否哺乳:心功能Ⅰ～Ⅱ级者,可以哺乳,但应避免劳累;心功能Ⅲ～Ⅳ级者,不宜哺乳,应及时回奶。⑤嘱定期产后复查。

(2)预防感染　①注意外阴清洁,用消毒会阴垫。②遵医嘱产后继续用抗生素 1 周。

4. 药物治疗的护理

(1)应用洋地黄制剂的护理　应用洋地黄制剂毛花苷丙时,应稀释后缓慢静脉注射,用药时密切观察并记录脉搏、尿量与胎心率等变化。一旦发现出现洋地黄中毒症状如心律失常等,应立即停药,报告医生并配合积极抢救。

（2）应用利尿药的护理　应用利尿药呋塞米时,须观察有无低钾血症等不良反应。血容量不足或主动脉狭窄者慎用。

【健康教育】

1. 指导患者自我保健　向产妇及家属讲解预防心力衰竭的有效措施,如注意休息等。帮助其了解早期心力衰竭症状和体征,以及出现心力衰竭后的应对措施,如吸氧等。

2-2　患者的护理教学视频

2. 建议适宜的避孕措施　不宜妊娠者,嘱产后1周行绝育术;如有心力衰竭,待心力衰竭控制后行绝育术;未做绝育术者应严格避孕。

3. 指导新生儿喂养　对不宜哺乳者,指导人工喂养新生儿,嘱食具消毒等。

任务二　妊娠合并肝病患者的护理

一、妊娠合并病毒性肝炎患者的护理

病毒性肝炎(viral hepatitis)是由甲型、乙型、丙型、丁型及戊型肝炎病毒引起的肝脏疾病,是肝病患者黄疸的最常见原因,其中以乙型肝炎病毒感染最为常见。除乙型肝炎病毒为 DNA 病毒外,其余均为 RNA 病毒。近年来,又发现庚型肝炎病毒和输血传播肝炎病毒,但这两种病

2-3　教学课件

毒的致病性尚未明确。肝炎病毒由食物、输血、注射以及其他密切接触等方式传染。近来发现在经血、尿液与精液中有 HBsAg,因而亦可经性生活传染。疲劳及营养不良是促使肝炎发病的重要原因。目前尚无特效药物治疗。妊娠合并病毒性肝炎的总体发病率为 0.8%～17.8%,我国是乙型肝炎的高发国家,妊娠合并重型肝炎仍然是我国孕产妇死亡的主要原因之一。

【妊娠对病毒性肝炎的影响】

妊娠本身不增加病毒性肝炎的易患性,但妊娠可使病毒性肝炎的病情加重,增加了诊断和治疗肝炎的难度。妊娠期与产褥期肝脏功能发生如下变化:①妊娠期基础代谢率高,营养物质消耗增多,肝内糖原储备降低,故孕妇对低糖耐受性降低。②妊娠期大量雌激素在肝内灭活,妨碍肝脏对脂肪的转运和胆汁的排泄,使血脂升高。③胎儿的代谢产物需经母体肝脏代谢解毒。④妊娠早期孕妇的食欲降低导致体内营养物质相对不足,如蛋白质相对缺乏,使孕妇肝脏的抗病能力下降。⑤分娩时体力消耗、缺氧、酸性代谢产物增多及产后出血等因素,加重了肝脏负担。

【病毒性肝炎对母儿的影响】

1.对母体的影响 妊娠早期可加重早孕反应,妊娠晚期可能因肝脏灭活醛固酮的能力下降,使子痫前期发病率增加。病情严重时影响凝血因子合成功能,导致凝血因子降低,容易发生产后出血;妊娠晚期合并肝炎易发展为重型肝炎,增加孕产妇死亡率。

2.对围产儿的影响 可增加流产、早产、死胎和新生儿死亡的发生率。肝功能异常时,围产儿死亡率高达 4.6%。妊娠期患病毒性肝炎,病毒可通过胎盘屏障垂直传播感染胎儿。围产期感染的婴儿,免疫功能尚未完全发育,有相当一部分将转为慢性病毒携带状态,以后容易发展为肝硬化或原发性肝癌。

3.肝炎病毒的母婴垂直传播 上一代将肝炎病毒传播到下一代,称垂直传播。乙型肝炎以垂直传播为主。

(1)甲型病毒性肝炎 由甲型肝炎病毒(HAV)引起,经消化道传播。一般不能通过胎盘屏障感染胎儿,但分娩过程中胎儿接触母体血液、吸入羊水或受胎粪污染可致新生儿感染。

(2)乙型病毒性肝炎 可通过母婴垂直传播、产时传播及产后传播三种途径传播。母婴垂直传播近年来虽然有所降低,但仍是我国居民慢性乙型肝炎病毒(HBV)感染的主要原因。新生儿或婴幼儿感染 HBV 后,超过 80% 将成为慢性 HBV 感染者。虽然使用乙肝疫苗与乙肝高效价免疫球蛋白联合免疫方案可以显著降低乙肝的母婴传播,但仍有 10%~15%的婴儿发生免疫失败。

(3)丙型肝炎病毒(HCV) 国外报道 HCV 在母婴间垂直传播的发生率为 4%~7%。只有当母血清中检测到较高滴度的 HCV RNA 时,才会发生母婴传播。妊娠晚期患丙型肝炎,母婴传播发生率会增加,但许多发生宫内感染的新生儿在出生后 1 年内会自然转阴。

(4)丁型肝炎病毒(HDV) HDV 为缺陷病毒,需依赖 HBV 的存在,其感染大多见于 HBV 感染者,传播途径与 HBV 相同,经体液、血行或注射途径传播。

(5)戊型肝炎病毒(HEV) 目前已有母婴传播病例报告,传播途径与 HAV 相似。

(6)庚型肝炎病毒和输血传播(己型)肝炎病毒 己型肝炎病毒可以经血传播与粪口传播;庚型肝炎病毒可发生母婴传播。慢性乙型、丙型肝炎患者容易并发庚型肝炎病毒传播。

【诊断】

因妊娠期合并病毒性肝炎的初期症状与妊娠早孕反应类似,故容易被患者及医生所忽视,待症状严重时才发现,往往影响预后。此外,妊娠期其他因素亦可引起肝功能异常,故不能片面强调转氨酶升高的重要性。但妊娠出现胃肠道症状,如恶心、呕吐、食欲缺乏等,必须想到肝炎的可能,应详细询问病史,结合临床表现及实验室检查,综合分析并做出判断。

1.病史　有与病毒性肝炎患者密切接触史、半年内曾接受输血、注射血液制品史等。

2.临床表现

(1)病毒性肝炎的潜伏期,一般甲型肝炎为 2～7 周,乙型肝炎为 6～20 个月,丙型肝炎为 2～26 周,丁型肝炎为 4～20 周,戊型肝炎为 2～8 周。

(2)出现不能用其他原因解释的消化系统症状,如食欲减退、恶心、呕吐、腹胀、肝区疼痛,继而出现乏力、畏寒、发热;部分患者有皮肤巩膜黄染、尿色深黄。可触及肝脏增大,查肝区有明显叩击痛。妊娠晚期受增大子宫影响,肝脏极少被触及,如能触及则为异常。

3.实验室检查　包括病原学检查和肝功能检查。前者表现为相应肝炎病毒血清学抗原抗体检测阳性。后者主要包括血清谷丙转氨酶(ALT)和谷草转氨酶(AST)等。其中,ALT 是反映肝细胞损伤程度最常用的敏感指标。$1‰$ 的肝细胞发生坏死时,血清 ALT 水平可升高 1 倍。总胆红素升高在预后评估上较 ALT 及 AST 更有价值。胆红素持续上升而转氨酶下降,称为"胆酶分离",提示重型肝炎的肝细胞坏死严重,预后不良。凝血酶原时间百分活度(prothrombin time activity percentage,PTA)的正常值为 80%～100%,$<40\%$ 是诊断重型肝炎的重要标志之一。PTA 是判断病情严重程度和预后的主要指标,较转氨酶和胆红素具有更重要的临床意义。各病原学检查如下:

(1)甲型肝炎病毒　检测血清 HAV 抗体及血清 HAV RNA。HAV IgM 阳性代表近期感染,HAV IgG 在急性期后期和恢复期出现,属保护性抗体。

(2)乙型肝炎病毒　检测血清中 HBV 标志物,各标志物的临床意义见表 2-2-1。

表 2-2-1　乙型肝炎血清学标志物及其意义

项目	临床意义
HBsAg	HBV 感染特异性标志,见于乙型肝炎患者或无症状携带者
HBsAb	曾感染 HBV 或已接种疫苗,已产生免疫力
HBeAg	血中有 HBV 复制,其滴度反映传染性强弱
HBeAb	血中 HBV 复制趋于停止,传染性降低
HBeAb IgM	HBV 复制阶段,出现于肝炎早期
HBeAb IgG	主要见于肝炎恢复期或慢性感染

(3)丙型肝炎病毒　单项 HCV 抗体阳性多为既往感染,不作为抗病毒治疗的证据。

(4)丁型肝炎病毒　HDV 是一种缺陷的嗜肝 RNA 病毒,需依赖 HBV 的存在而复制和表达,伴随 HBV 引起肝炎。需同时检测血清中 HDV 抗体和乙型肝炎血清学标志物。

(5)戊型肝炎病毒　由于 HEV 抗原检测困难,而抗体出现较晚,在疾病急性期有时难以诊断,即使抗体阴性也不能排除诊断,需反复检测。

4.影像学检查　主要是超声检查,必要时可行磁共振成像(MRI)检查。可以观察肝脾大小,有无出现腹腔积液、肝硬化与肝脏脂肪变性等。

【预防】

1. 预防病毒感染　非妊娠期注意预防肝炎病毒的感染。

2. 病毒已感染者延迟妊娠　已患肝炎的非妊娠育龄妇女应避孕,应肝炎痊愈 2 年后(至少半年)再妊娠。

3. 加强围产期保健　重视孕期合理营养,加强围产期检查,常规检查肝功能和肝炎病毒血清标志物,并定期复查。

4. 有密切接触史的孕妇的预防　①夫妇一方有肝炎,应用避孕套预防交叉感染。②有甲肝接触史的孕妇,接触 7 日内可肌内注射丙种球蛋白 2~3mL。新生儿出生时及出生后 1 周各注射 1 次丙种球蛋白可预防感染。

5. 预防交叉感染　筛查夫妇双方 HBsAg,检查无症状携带者血清标志物。HBsAg 及 HBeAg 阳性孕妇分娩时注意隔离,尽量防止胎儿窘迫、羊水吸入与软产道损伤。注意剖宫产可使胎儿接触大量母血,对预防胎儿感染乙肝作用不大。

6. 阻断母婴传播

(1)接触甲型肝炎后,孕妇应于 7 日内肌内注射丙种球蛋白 2~3mL。新生儿出生时及出生后 1 周各注射 1 次丙种球蛋白可以预防感染。甲肝急性期禁止哺乳。

(2)孕妇合并乙型肝炎　宫内阻断:①所有孕妇应筛查夫妇双方的 HBsAg。②妊娠中晚期 HBV DNA 载量≥$2×10^6$ IU/mL,在与孕妇充分沟通和知情同意后,可于妊娠 24~28 周开始给予替诺福韦或替比夫定进行抗病毒治疗,可减少 HBV 母婴传播。③分娩时应尽量避免产程延长、软产道裂伤和羊水吸入。④产后新生儿尽早联合应用乙型肝炎免疫球蛋白(hepatitis B immunoglobulin, HBIG)和乙肝疫苗来有效阻断母婴传播(表 2-2-2)。

表 2-2-2　新生儿 HBV 母婴阻断方案

母体情况	胎儿情况	接种方案	随访
孕妇 HBsAg(−)	足月新生儿	疫苗行 3 针方案,即 0、1、6 个月各注射 1 次	无须随访
	早产儿且出生体重≥2000g	疫苗行 3 针方案,即 0、1、6 个月各注射 1 次	最好在 1~2 岁再加强一针疫苗
	早产儿且出生体重<2000g	待新生儿体重增加至≥2000g 时,实行疫苗 4 针方案,即出生 24h 内、1~2 个月、2~3 个月、6~7 个月各注射 1 次	可不随访或最后一针后 1~6 个月
孕妇 HBsAg(+)	足月新生儿	出生 12h 内(越早越好)注射 HBIG 100~200IU,并行 3 针方案,即 0、1、6 个月各注射 1 次	7~12 月龄随访
	早产儿,无论出生时情况及体重如何	出生 12h 内(越早越好)注射 HBIG 100~200IU,3~4 周后重复 1 次;疫苗行 4 针方案,即出生 24h 内、3~4 周、2~3 个月、6~7 个月各注射 1 次	最后 1 针后 1~6 个月

随访检测结果有:①HBsAg 阴性,抗-HBs 阳性,且>100mU/mL,说明预防成功,无须特别处理。②HBsAg 阴性,抗-HBs 阳性,但<100mU/mL,表明预防成功,但对疫苗应答反应较弱,可在 2～3 岁加强接种 1 针,以延长保护年限。③HBsAg 和抗-HBs 均阴性(或<10mU/mL),说明没有感染 HBV,但对疫苗无应答,需再次全程接种(3 针方案),然后再复查。④HBsAg 阳性,抗-HBs 阴性,高度提示免疫预防失败;若 6 个月后复查 HBsAg 仍阳性,可确定预防失败,已为慢性 HBV 感染。

(3)丙型肝炎　尚无特异免疫方法。抗-HCV 阳性母亲所生的婴儿,在 1 岁前注射免疫球蛋白,可对婴儿起保护作用。减少医源性感染是预防丙型肝炎的重要环节。对易感人群可用丙种球蛋白进行被动免疫。

【治疗】

1.妊娠合并轻型肝炎　注意休息及营养,低脂肪饮食;预防感染,避免应用对肝有损害的药物,补充大量维生素 C、维生素 K、能量合剂、新鲜血浆等。有黄疸者要按重症肝炎处理,住院治疗。

2.妊娠合并重症肝炎

(1)保护肝脏　高血糖素-胰岛素-葡萄糖联合治疗,输入 200～400mL 新鲜血浆,每周 2～4 次。

(2)防治肝昏迷　控制蛋白质摄入量<0.5g/(kg·d),增加糖类摄入,热量每天维持在 7431.2kJ 以上。保持大便通畅,口服新霉素或甲硝唑。另可用醋谷胺、氨基酸、辅酶 A、三磷酸腺苷治疗。

(3)防治弥散性血管内凝血(DIC)　DIC 是妊娠期重型肝炎的主要死亡原因,尤其在妊娠晚期。应根据凝血功能合理用药。估计分娩时间在 4h 不宜应用肝素,以免引起产后出血。

(4)治疗肾功能衰竭　控制每天入液量为 500mL 加前 1 天尿量,酌情应用呋塞米、多巴胺以改善肾血流,防治高血钾,避免应用损害肾脏的药物。

3.产科处理

(1)妊娠期　轻症急性肝炎,经积极治疗后好转者可继续妊娠。慢性活动性肝炎者妊娠后加重,对母儿危害较大,治疗后效果不好应考虑终止妊娠。治疗主要采用护肝、对症与支持疗法。常用护肝药物有葡萄糖醛酸内酯、多烯磷脂酰胆碱、腺苷蛋氨酸、还原型谷胱甘肽与门冬氨酸钾镁等。主要作用在于减轻免疫反应损伤,协助转化有害代谢产物,改善肝脏循环及帮助肝功能恢复。治疗期间严密监测肝功能,凝血功能等指标。

(2)分娩期　非重型肝炎可阴道分娩,分娩前数日肌注维生素 K_1,每日 20～40mg。准备好新鲜血液。防止滞产,宫口开全后可行胎头吸引术助产,以缩短第二产程。防止产道损伤和胎盘残留。胎肩娩出后立即使用缩宫素预防产后出血。

(3)产褥期　注意休息和护肝治疗。因病情严重不宜哺乳者应尽早回奶。回奶禁用雌激素等对肝脏有损害的药物,可选择口服生麦芽或乳房外敷芒硝。应用对肝损害较小的广谱抗生素预防或控制感染,是防止肝炎病情恶化的关键。对 HBsAg 阳性母亲的新生儿,经过主动以及被动免疫后,不管孕妇 HBeAg 阳性还是阴性,其新生儿都可以母乳喂养,不一定要检测乳汁中有无 HBV DNA。

【护理要点】

1. 观察肝炎病情　密切观察消化道症状、黄疸情况及肝功能,警惕病情恶化。

2. 监测凝血功能　检查纤维蛋白原、凝血酶原等,监测凝血功能,防止 DIC 发生。

3. 胎儿情况监护　定期听胎心,指导孕妇自数胎动,必要时行胎心监护、B 超检查监测胎儿宫内情况,以及时发现胎儿缺氧,做好胎儿宫内窘迫的防治。

【治疗配合】

1. 妊娠期

(1)加强产前检查　检查时防止交叉感染。应有专门诊室,严格执行消毒隔离制度。所用器械用 2000mg/L 含氯消毒液浸泡后按相关规定处置。

(2)遵医嘱使用保肝药物　遵医嘱高血糖素-胰岛素-葡萄糖联合应用;避免应用可能损害肝脏的药物,如四环素、镇静药及麻醉药;合并妊娠期高血压疾病时更应谨慎对待。

(3)重症肝炎患者的护理　①限制蛋白质摄入,增加碳水化合物。②减少氨及毒素的吸收;保持大便通畅;按医嘱口服新霉素或甲硝唑;严禁肥皂水灌肠,必要时可给予醋灌肠。③按医嘱用降氨药物。④防止 DIC 发生:临产前 1 周开始按医嘱使用维生素 K_1 和维生素 C;密切观察出血倾向,进行凝血功能检查。若有异常,应按医嘱补充凝血因子,如输新鲜血、纤维蛋白原等;发生 DIC 时可遵医嘱酌情应用肝素,但产前 4h 至产后 12h 内不宜使用肝素治疗,以免发生产后出血。

2. 分娩期

(1)预防出血　①临产后配备新鲜血。②密切观察产程,发现异常,立即告知医生。③注意产妇出血倾向,发现异常,按医嘱补充凝血因子。④缩短第二产程,必要时配合医生行阴道助产术。⑤胎肩娩出后,立即按医嘱静脉注射缩宫素 20U,防止宫缩乏力导致产后出血。

(2)预防传染　①将产妇安置在隔离待产室和产房。②凡接触过肝炎产妇的器械、物品均需用 2000mg/L 含氯消毒液浸泡后按相关规定处置。

(3)减少母婴传播　①防止产道损伤。②预防新生儿产伤、窒息及羊水吸入。

3. 产褥期

(1)继续实施保护肝脏措施　①遵医嘱继续用保肝药物治疗;继续选用对肝脏损害小的抗生素,如头孢菌素或氨苄西林等。②回奶不用雌激素,可口服生麦芽或用芒硝外敷乳房。

(2)新生儿护理 ①指导新生儿喂养:HBsAg 阳性产妇可以母乳喂养;HBeAg 阳性产妇不宜母乳喂养,应指导人工喂养。②新生儿隔离 4 周,并注射乙肝疫苗或高效价乙肝免疫球蛋白。

二、妊娠期肝内胆汁淤积症

妊娠期肝内胆汁淤积症(intrahepatic cholestasis of pregnancy,ICP)是妊娠中、晚期特有的并发症,临床表现为皮肤瘙痒,显著特征为血清胆汁酸升高。发病有明显的地域和种族差异,智利、瑞典及我国长江流域等地发病率较高。ICP 对孕妇是一种良性疾病,但对围产儿可能造成严重的不良影响。

【病因】

病因目前尚不清楚,可能与女性激素、遗传、免疫及环境等因素有关。

1.遗传和环境因素 流行病学研究发现,ICP 发病率与季节有关,冬季高于夏季。ICP 发病率也有显著的地域区别、家族聚集性和复发性。故 ICP 可能与遗传和环境有一定关系。

2.雌激素 ICP 多发生在妊娠晚期、多胎妊娠与有卵巢过度刺激病史及既往使用口服避孕药者,以上均为高雌激素水平状态。高雌激素水平可能与雌激素代谢异常及肝脏对妊娠期生理性增加的雌激素敏感性高有关。雌激素可使 Na^+-K^+-ATP 酶活性下降,导致胆汁酸代谢障碍或使肝细胞膜中胆固醇与磷脂比例上升,胆汁流出受阻;或雌激素作用于肝细胞表面的雌激素受体,改变肝细胞蛋白质合成,导致胆汁回流增加。

【临床表现】

1.黄疸 10%~15%的患者出现轻度黄疸,多在瘙痒 2~4 周后出现,一般不随孕周的增加而加重,多数表现为轻度黄疸,于分娩后 1~2 周内消退。

2.瘙痒 无皮肤损伤的瘙痒是 ICP 的首发症状,70%以上的患者在妊娠晚期出现,少数在妊娠中期出现。瘙痒程度不一,常呈持续性,白昼轻,夜间加剧。瘙痒一般始于手掌和脚掌,后渐向肢体近端延伸甚至可发展到面部,瘙痒常出现在实验室检查异常结果之前,多于分娩后 24~48h 缓解。

3.皮肤抓痕 ICP 不存在原发皮损,瘙痒皮肤出现条状抓痕,皮肤组织活检无异常发现。

4.其他 少数孕妇出现上腹不适,恶心、呕吐、食欲缺乏、腹痛及轻度脂肪痢,但症状一般不明显或较轻,精神状况良好。

【对母儿的影响】

1.对孕妇的影响 ICP 患者伴发明显的脂肪痢时,脂溶性维生素 K 的吸收减少,可导致产后出血。

2.对胎儿及新生儿的影响 胆汁酸的毒性作用致使围产儿发病率和死亡率明显升

高。可发生胎儿窘迫、早产与羊水胎粪污染。此外,尚有不能预测的突发胎死宫内与新生儿颅内出血等不良后果。

【治疗】

治疗目标是缓解瘙痒症状,改善肝功能,降低血胆汁酸水平,加强胎儿宫内状况的监护,延长孕周,改善妊娠结局。

1.一般处理　适当卧床休息,取左侧卧位,以增加胎盘血流量,给予间断吸氧、高渗葡萄糖、维生素类及能量合剂,既保肝又可提高胎儿对缺氧的耐受性。每1～2周复查肝功能及胆汁酸水平以了解病情及治疗效果。

2.药物治疗　能使孕妇临床症状减轻,胆汁淤积的生化指标和围生儿预后改善的药物有:

(1)熊去氧胆酸　为治疗 ICP 的一线药物,可明显改善瘙痒症状和生化指标。治疗期间每1～2周检查一次肝功能,检测生化指标的变化。

(2)S-腺苷蛋氨酸　为治疗 ICP 的二线药物,可口服或静脉用药,用量为每日 1g。

(3)地塞米松　能促进胎肺成熟,避免早产儿发生呼吸窘迫综合征,用于孕 34 周前,估计 7 日内有可能早产分娩者。

3.辅助治疗

(1)护肝治疗　在降胆酸治疗的基础上,使用口服或静脉药物进行护肝治疗。

(2)改善瘙痒症状　给予一定的外用药(如炉甘石洗剂)可改善皮肤瘙痒症状。

(3)维生素 K 的应用　为预防产后出血,可补充维生素 K,每日 5～10mg,口服或肌内注射。

4.产科处理　ICP 孕妇会突发不可预测的胎死宫内,因此选择最佳的分娩方式和时机,获得良好的围产结局是 ICP 孕期管理的最终目的。关于 ICP 终止妊娠的时机需根据孕周、病情严重程度及治疗效果来综合判断,遵循个体化评估的原则。

(1)病情严重程度　对于早期发病、病程较长的重度 ICP,期待治疗的时间不宜过久。产前孕妇血清总胆汁酸水平≥40μmol/L,是预测不良围产儿结局的有效指标。

(2)终止妊娠的时机　轻度 ICP 患者终止妊娠的时机在孕 38～39 周;重度 ICP 患者在孕 34～37 周,但需结合患者的治疗效果、胎儿状况及是否有其他合并症等来综合评估。

(3)终止妊娠的方式　①阴道分娩:轻度 ICP、无产科和其他剖宫产指征、孕周<40 周者,可考虑行阴道试产。产程中需密切监测宫缩及胎心情况,做好新生儿复苏准备,若可疑胎儿窘迫应适当放宽剖宫产指征。②剖宫产:重度 ICP、既往有 ICP 病史并存在与之相关的死胎死产及新生儿窒息或死亡病史、高度怀疑胎儿宫内窘迫或存在其他阴道分娩禁忌证者,应行剖宫产终止妊娠。

三、妊娠期急性脂肪肝

妊娠期急性脂肪肝(acute fatty liver of pregnancy,AFLP)是妊娠期最常见的容易快速导致急性肝功能衰竭的疾病。发病率低,约 1/10000;多发生于妊娠晚期,以明显的消化道症状、肝功能异常和凝血功能障碍为主要特征。起病急、病情重、进展快,严重危及母体及围产儿生命。既往文献报道母儿死亡率分别为 75% 和 85%,但如能做到早期诊断、早期治疗、及时终止妊娠,可降低母亲死亡率,婴儿死亡率可降至 58.3%。

【症状体征】

起病初期仅有持续性恶心、呕吐、乏力、上腹痛或头痛,数天至 1 周出现黄疸且进行性加深,常无瘙痒。腹痛可局限于右上腹,也可呈弥散性。常有高血压、蛋白尿与水肿,少数人有一过性多尿和烦渴。如不分娩则病情持续进展,可出现凝血功能障碍症状(皮肤瘀点、瘀斑、消化道出血、齿龈出血等)、低血糖、意识障碍、精神症状及肝性脑病、尿少、无尿和肾功能衰竭,常于短期内死亡。

【治疗】

处理的早晚与本病的预后密切相关。保守治疗母婴死亡率极高,应尽可能早期行肝穿刺确诊。到脏器衰竭后有出血倾向时做肝穿刺有危险故不宜进行。确诊后应迅速分娩和给予最大限度的支持治疗。

1. 一般治疗　卧床休息,给予低脂肪、低蛋白与高碳水化合物,保证足够热量,静滴葡萄糖纠正低血糖;注意水电解质平衡,纠正酸中毒。

2. 产科处理　AFLP 一旦确诊或被高度怀疑时,无论病情轻重、病情早晚,均应尽快终止妊娠。尽快终止妊娠是改善母儿预后的关键。阴道试产适用于病情稳定、已临产将快速分娩、无胎儿窘迫征象者。若估计短时间内无法阴道分娩,应在改善凝血功能后尽快行剖宫产终止妊娠。

3. 对症支持处理　合理使用肝肾毒性低的抗生素以预防感染;维持内环境稳定,补充能量及蛋白质;监测血糖情况,防止发生低血糖;纠正凝血功能异常,预防产后出血;多学科协作,采用血液制品、人工肝与静脉滤过等方法防治肝性脑病、肾衰竭与感染等并发症。

【预防】

1. 合理调配膳食营养　适当运动是预防哺乳期肥胖的关键。在妊娠期就要养成良好的饮食习惯,不偏食、不挑食、粗细粮、动植物、副食、各种瓜果蔬菜样样都要吃,并要合理地调配,保证供给人体正常生理功能所需要的各种营养素,防止孕妇体内缺乏必需微量元素。

2. 如果孕妇体重增加过快,可适当控制饮食　孕妇在产前也要经常运动,如做一些力所能及的家务劳动,坚持每天饭后散步 1h 左右。多活动不但可以减轻肥胖,而且对减轻分娩时的痛苦也是大有好处的。

3. 产后妇女要注意保证母体复原　在保证哺育孩子能有足够营养摄入的基础上,限制脂肪和糖类的摄入。产后锻炼是恢复体形的最好时机,可做操、仰卧起坐、散步或做一些家务劳动,并随着体力的恢复,逐渐增加运动量。产后锻炼开始得越早,产妇的体形恢复得也越快。

任务三 妊娠合并糖尿病患者的护理

妊娠合并糖尿病包括两种,妊娠前已有的糖尿病即为糖尿病合并妊娠,妊娠后才发生或首次发现的糖尿病称妊娠期糖尿病(gestational diabetes mellitus,GDM)。妊娠合并糖尿病对母儿均有较大危害,属高危妊娠。妊娠合并糖尿病孕妇中90%以上为妊娠期糖尿病。孕妇糖尿

2-4 教学课件

病的临床过程较复杂,至今母婴死亡率仍较高,必须引起重视;虽然产妇产后糖代谢会恢复正常,但将来中老年患2型糖尿病的风险明显增加。

【妊娠对糖尿病的影响】

1. 妊娠期

(1)可使隐性糖尿病显性化,使原有糖尿病患者的病情加重。①血容量增加,血液稀释,胰岛素相对不足。②胎盘分泌的激素(胎盘生乳素、雌激素、孕激素等)在周围组织中具有抗胰岛素作用。③妊娠早中期,孕妇血浆葡萄糖随妊娠进展而降低,空腹血糖约降低10%,因而孕妇长时间空腹易发生低血糖及酮症酸中毒。

(2)糖尿病肾损害加重。糖尿病孕妇由于妊娠及高血糖使肾血流量明显增加,导致肾小球滤过率增高,加重肾脏的损害。

(3)视网膜病变进展风险增大。妊娠期并发高血压将加重糖尿病眼底病变。

2. 分娩期 易发生低血糖并容易发展为酮症酸中毒,原因是宫缩大量消耗糖原以及产妇进食减少。

3. 产褥期 极易发生低血糖,原因是胎盘排出及全身内分泌激素逐渐恢复到非妊娠期水平。

【糖尿病对孕产妇、胎儿及新生儿的影响】

1. 对孕产妇的影响

(1)并发妊娠期高血压疾病 风险较非糖尿病孕妇增加2~4倍,原因是糖尿病患者多有小血管内皮细胞增厚及管腔狭窄。严重者发生子痫、胎盘早剥与脑血管意外。如果合并微血管病变或肾脏病变,则风险高达50%以上。

(2)泌尿、生殖系统等感染 因糖尿病患者白细胞有多种功能缺陷,趋化性吞噬作用、杀菌作用均显著降低,甚至可因此诱发酮症酸中毒。

(3)羊水过多 风险增加10倍,其原因可能与胎儿高血糖、高渗性利尿导致胎尿排出增多有关。

（4）胎膜早破与早产　由羊水过多造成。

（5）软产道损伤　巨大儿或某些胎儿紧急情况及手术产引起。

（6）产后出血　葡萄糖利用不足，能量不够，易导致子宫收缩乏力。

（7）酮症酸中毒　孕产妇体内代谢变化使糖尿病孕产妇易发生代谢紊乱。当代谢紊乱发展到脂肪分解加速，血清酮体积聚超过正常水平时称酮血症。严重者可致昏迷，也是孕产妇死亡的主要原因。

（8）手术产　巨大儿的发生率增加导致头盆不称增加；另外，糖尿病患者常伴有子宫收缩乏力造成剖宫产率增加；巨大儿阴道分娩造成手术助娩增加。

（9）再次妊娠患 GDM 风险增加 33％～69％。远期患 2 型糖尿病与心血管系统疾病的风险增加。

2. 对胎儿、新生儿的影响

（1）流产和早产　孕早期血糖过高可使胚胎受累，最终导致胚胎死亡而流产，流产率达 15％～30％。Rosenn 曾指出孕早期糖化血红蛋白＞8％ 或平均空腹血糖＞120mg/d 时自然流产率增加。

（2）胎儿畸形　妊娠合并显性糖尿病时胎儿畸形发生率明显升高，可达 4％～12.9％，胎儿严重畸形约为正常妊娠的 7～10 倍。畸形以心血管畸形和神经系统畸形最为常见，且与受孕后最初几周的高血糖水平密切相关。

（3）巨大儿　发生率明显升高，可达 25％～42％。由于孕妇血糖高，可通过胎盘转运，但胰岛素不能通过胎盘，故使胎儿长期处于高血糖状态；刺激胎儿胰岛细胞增生而产生大量的胰岛素，活化氨基酸转移系统促进蛋白质、脂肪的合成以及抑制脂肪的分解，从而导致巨大儿。

（4）胎儿宫内发育迟缓　发病率为 21％，常与胎儿畸形并存，或多见于孕期血糖控制极不理想，尤其在严重糖尿病伴血管病变时，如伴发肾病。

（5）新生儿合并症　胎儿高胰岛素血症可使胎儿代谢增加，机体耗氧加大，导致胎儿宫内慢性缺氧及酸中毒。胎儿慢性缺氧可诱导红细胞生成增多，出现红细胞增多症。新生儿出生后体内大量红细胞被破坏，血中胆红素增加可出现胆红素血症。另外，胎儿高胰岛素血症可使胎儿肺泡表面活性物质的合成与释放减少，导致胎儿肺成熟延迟，故新生儿呼吸窘迫综合征发生风险增加。新生儿脱离母体后，由于高胰岛素血症的存在，若不及时补充糖易发生新生儿低血糖。

（6）胎儿窘迫和胎死宫内　可由妊娠中晚期发生的糖尿病酸中毒所致。

（7）围生儿死亡　孕妇并发酸中毒时胎儿死亡率明显增加。另外，胎儿畸形以及新生儿严重呼吸窘迫综合征和新生儿低血糖等并发症也是围生儿死亡的主要原因。

【临床表现及诊断】

1.病史　了解孕妇有无糖尿病家族史、患病史、肥胖及孕期尿糖检测情况；询问有无复杂性外阴阴道假丝酵母菌病、反复自然流产与死胎，或分娩巨大胎儿或有足月新生儿呼吸窘迫综合征分娩史、畸形儿史。

2.症状和体征

(1)妊娠期有"三多"症状，即多饮、多食、多尿。

(2)反复发作的外阴阴道假丝酵母菌病。

(3)孕妇体重增加过快，羊水过多或巨大胎儿。

3.糖尿病合并妊娠诊断

(1)妊娠前已确诊糖尿病。

(2)妊娠前未进行过血糖检查且存在糖尿病高危因素者，首次产前检查时应明确是否存在孕前糖尿病，达到以下任何一项标准应诊断为糖尿病合并妊娠。①空腹血糖(fasting plasma glucose,FPG)≥7.0mmol/L(126mg/dL)。②糖化血红蛋白(HbA1c)≥6.5%(采用NGSP/DCCT标化的方法)。③伴有典型的高血糖或高血糖危象症状，同时任意血糖≥11.1mmol/L(200mg/dL)。④如果没有明确的高血糖症状，但任意血糖≥11.1mmol/L，需要次日复测上述①或②以确诊。不建议孕早期口服75g葡萄糖耐量试验(OGTT)检查。

【治疗】

确定是否适宜妊娠。不宜妊娠者，若已妊娠应及早人工终止；可继续妊娠者，应积极控制血糖。选择合适的分娩时间和分娩方式。

1.妊娠期的处理

(1)不宜妊娠者　孕早期伴有高血压，心电图显示冠状动脉硬化，肾功能减退或眼底有增生性视网膜炎等，宜尽早人工终止妊娠。

(2)允许继续妊娠　孕期应加强对糖尿病患者的监护，必要时与内分泌医师共同处理与随访。对孕妇的监护措施如下：

1)密切观察血压　妊娠早期应了解基础血压，妊娠中期应根据平均动脉压做妊娠期高血压疾病的预测，对于可能并发妊高征的高危孕妇应及时给予维生素E、钙剂以及小剂量阿司匹林以预防妊高征或控制其向严重程度发展。

2)严格观察子宫底高度变化　通过动态观察及时发现羊水过多或巨大胎儿，进一步做B超检查可确诊。

3)肾功能监测　每次产前检查都应查尿常规，每个月应重检一次24h尿蛋白定量，每1～2个月定期检查血尿素氮、肌酸、尿酸及内生肌酐清除率，以便及时发现糖尿病肾病及泌尿系感染。

4)眼底检查　初诊时应做眼底检查，判定是否有视网膜病变，以后每1～2个月定期复查。

5)心脏功能检查 糖尿病患者冠心病的患病率是非糖尿病患者的 2～3 倍,也是主要的死亡原因之一。通过心电图及超声心动图检查有助于早期诊断。

6)血糖水平测定 于孕 24～28 周进行口服 75g 葡萄糖耐量试验,对有高危因素者应在妊娠 32～34 周重复筛查一次,便于早期发现和诊断妊娠期糖尿病,以控制血糖水平,减少畸形儿或巨大儿的发生率。

7)糖化血红蛋白测定 该指标反映的是 2～3 个月内的平均血糖水平,且与胎儿畸形率关系密切。糖化血红蛋白值下降并稳定于正常水平,表示糖尿病控制较好。

8)血浆电解质测定 主要测定 K^+、Na^+、Cl^-、Mg^{2+} 与 Ca^{2+},以便及时发现低 K^+、低 Mg^{2+}、低 Ca^{2+} 等电解质失衡。

(3)孕期胎儿监护

1)胎儿生长发育的监测 糖尿病孕妇胎儿畸形发病率高于正常妊娠的 1.5～6.0 倍,又以神经管畸形多见,故应于妊娠 18～20 周常规做 B 超检查,了解胎儿有无畸形,是否为巨大儿。此后每 4 周重复 B 超检查。

2)胎儿成熟度的检测 糖尿病孕妇分娩时间多安排在大于 39 周,不超过预产期。拟分娩前测定胎儿成熟度可预防新生儿呼吸窘迫综合征。以测定羊水中磷脂酸甘油为首选,也可测定卵磷脂/鞘磷脂比值。

3)胎儿宫内安危的监测 ①12h 胎动计数:自 30 周起每天早、中、晚三次,由孕妇自我计数每小时胎动,将 3 次胎动之和乘以 4 即为 12h 胎动计数,如<10 次可提示胎儿胎盘功能不佳。②胎心率监护:自孕 30 周起每周 1 次胎心电子监护。无应激试验(NST)无反应型应进一步做缩宫素激惹试验(oxytocin challenge text,OCT)。如 OCT 为阳性提示胎儿宫内情况不佳。

(4)孕期治疗

1)饮食控制 孕期饮食控制很重要,但又要避免过分控制。血糖控制满意的标准如下:孕妇无明显饥饿感,空腹血糖 3.3～5.3mmol/L,餐前 30min 血糖 3.3～5.3mmol/L,尿酮体阴性,餐后 2h 血糖 4.4～6.7mmol/L,夜间血糖4.4～6.7mmol/L。一般每日每千克标准体重摄入 125.6～146.5kJ,其中碳水化合物每日约 20g,蛋白质每千克体重摄入 1.5～2.0g。每日进食 4～6 次,并注意补充维生素、钙剂及铁剂。

2)药物治疗 控制饮食但血糖未达标准者,需药物治疗。一般不用磺脲类降糖药,因其能通过胎盘引起胎儿胰岛素分泌过多而使胎儿低血糖,导致胎儿畸形或死亡。如果一定要用口服药,建议用二甲双胍,但目前尚有争议,需谨慎使用。通常应用胰岛素针剂,剂量应根据测得的血糖值确定。其剂量应个体化,一般从小剂量开始,根据孕妇病情、孕周与血糖值调整。

(5)高危患者　高危患者孕 34～36 周住院,病情严重者更应提前住院治疗,同时促胎肺成熟,每日静脉注射地塞米松 10～20mg,连用 2～3 日,以促进肺表面活性物质生成,减少新生儿呼吸窘迫综合征的发生。

(6)分娩时间及分娩方式的选择

1)分娩时间的选择　原则上严格控制孕期血糖的同时加强胎心监护,尽量推迟终止妊娠时间。糖尿病孕妇住院后应根据胎儿大小、胎龄、肺成熟度、胎盘功能等综合因素考虑终止妊娠时间,一般以＞39 周,不超过预产期为宜。待产过程中,若有胎盘功能不良或出现胎儿处境危险信号应终止妊娠。

2)分娩方式的选择　巨大儿、胎盘功能不良、糖尿病病情较重、胎位异常或有产科指征者应行剖宫产结束分娩。若胎儿发育正常,且宫颈成熟较好,应尽量经阴道分娩,但产程中应加强胎儿监护,产程不宜太长,必要时行剖宫产。

2.分娩期的处理

(1)经阴道分娩应注意休息与镇静,适当饮食,尽量减少产妇体力的消耗,缩短产程。

(2)密切观察血糖、尿糖及酮体的变化,及时调整胰岛素用量。

(3)加强胎儿监护,注意产程进展,预防产后出血。

(4)如遇下列情况可考虑选择剖宫产:病程 10 年以上;超声提示有肩难产的可能;过去有剖宫产史;胎儿胎盘功能低下;有死胎、死产史;胎位异常;引产失败者;产程过长。

3.产褥期的处理

(1)注意休息,适当饮食,预防产褥感染。

(2)继续严密监测血糖、尿糖及酮体直至恢复到孕前水平。

(3)由于胎盘排出,抗胰岛素激素迅速下降,胰岛素用量应减少至孕期用量的 1/3～2/3。

(4)新生儿的处理:一律按早产儿护理。新生儿出生时应留脐血检查血糖、胰岛素及 C 肽等。注意低血糖,新生儿娩出 30min 开始定时滴服 25% 葡萄糖溶液。常规检查血细胞比容、血钙离子、镁离子和胆红素,以及时发现新生儿红细胞增多症及高胆红素血症。密切注意新生儿呼吸窘迫综合征的发生。仔细检查新生儿有无先天畸形。

【护理要点】

1.病情监护

(1)检查的护理　糖耐量试验在妊娠 24～28 周进行,告知患者第一次测血糖需空腹进行。

(2)糖尿病孕妇的监护　糖尿病允许妊娠者,孕期应加强监护。需内科、内分泌科、产科医护人员密切合作,共同监测糖尿病病情和产科方面的变化。每月测定肾功能及糖化血红蛋白含量,同时进行眼底检查。注意血压、水肿、蛋白尿情况。注意有无出现并发症,如低血糖、高血糖、酮症酸中毒、妊娠期高血压疾病、羊水过多、胎膜早破与感染等征象。

(3)加强胎儿监护

1)测量宫底高度、腹围,及时发现巨大胎儿。

2)B超监测胎儿生长发育情况。

3)胎动计数　指导孕妇自数胎动。若 12h 胎动数少于 10 次,表示胎儿宫内有缺氧,应及时告知医护人员。

4)羊水检查　测卵磷脂与鞘磷脂比值(L/S),了解胎儿成熟度。

2.治疗配合

(1)妊娠期护理

1)饮食控制　部分妊娠期糖尿病孕妇仅需饮食控制即可维持血糖在正常范围。保证充足热量和蛋白质的摄入,最好少量多餐,让孕妇控制餐后 2h 血糖值在 6.7mmol/L 以下,且无饥饿感。

2)运动治疗　适当的运动可降低血糖,方式可选择极轻度运动(如散步)和轻度运动(如中速步行),每天至少 1 次,每次 20～40min,于餐后半小时进行。

3)遵医嘱用药　对饮食治疗不能控制的糖尿病,遵医嘱选用胰岛素,忌用口服降糖药。

4)定期产前检查　糖尿病孕妇,妊娠早期应每周检查一次至妊娠第 10 周,妊娠中期每 2 周检查一次,妊娠 32 周以后应每周检查一次,有特殊情况时增加检查次数。

(2)终止妊娠的护理

1)解释人工终止妊娠的原因。

2)选择合适的分娩时间及分娩方式。①分娩时间选择:主张于妊娠 38～39 周终止妊娠。②分娩方式选择:剖宫产术适用于巨大儿、胎盘功能不良、糖尿病病情严重、胎位异常或其他产科指征者。

(3)分娩期护理

1)促使胎肺成熟　引产或剖宫产前遵医嘱静脉滴注地塞米松 10～20mg,连用 2 日,减少新生儿呼吸窘迫综合征发生。

2)密切观察产程　注意观察宫缩、胎心变化,避免产程延长。如产程进展缓慢或出现胎儿窘迫,应及时通知医生,并做好阴道助产或剖宫产术准备。

3)防止低血糖　①阴道分娩或剖宫产过程中,遵医嘱按每 4g 糖加 1U 胰岛素的比例进行补液。定时监测血糖、尿糖和尿酮体,使血糖不低于 5.6mmol/L(100mg/dL)。②产后密切观察低血糖表现,如发现出汗、脉搏快等症状应给糖水或静脉注射 5% 葡萄糖溶液 40～60mL,并通知医生。

4)预防产后出血　遵医嘱于胎肩娩出时,给缩宫素 20U 肌内注射。

5)预防感染　①保持腹部及会阴伤口清洁;②遵医嘱继续应用广谱抗生素;③适当推迟创口拆线时间。

6)遵医嘱调整胰岛素用量　产后24h内用原量的1/2,48h减少至原用量的1/3。

2-5　患者的护理
教学视频

(4)新生儿护理

1)新生儿按早产儿护理　注意观察有无并发症。

2)预防新生儿低血糖　新生儿娩出30min后开始定时滴服25％葡萄糖溶液,必要时静脉缓注25％葡萄糖溶液30～40mL(每分钟10～15滴)。

任务四　妊娠合并甲状腺功能减退患者的护理

甲状腺功能减退是甲状腺激素的合成及分泌减少或激素作用下降导致全身代谢下降的内分泌疾病,简称甲减,分为临床和亚临床两类。

2-6　教学课件

【对母儿的影响】

1.对孕产妇影响　甲状腺功能减退患者在孕早、晚期产科并发症明显增加,如胎盘早剥、子痫前期和心力衰竭等。

2.对围生儿影响　未治疗的甲状腺功能减退孕妇,其死胎、流产、畸胎、先天性缺陷、胎儿生长受限与新生儿智力发育迟缓发生率会增加。

【临床表现】

困倦、全身疲乏、记忆力减退、声音嘶哑、食欲减退、便秘、活动迟钝、言语迟缓、表情呆滞、皮肤干燥、头发稀疏与体温偏低等,严重者可出现心包积液、心脏扩大、腱反射迟钝和心动过缓等症状和体征。

【诊断】

妊娠期甲状腺功能减退包括甲状腺功能减退患者在妊娠期与妊娠期才诊断甲状腺功能减退两大类。根据妊娠期特异促甲状腺激素(TSH)和游离四碘甲状腺原氨酸(FT$_4$)的参考范围来诊断临床的甲状腺功能减退和亚临床的甲状腺功能减退。对下列高危患者建议进行早筛:①妊娠前已在服用甲状腺激素制剂者;②有甲减、甲亢、甲状腺部分切除及产后的甲状腺炎和[131]I治疗者;③曾有甲状腺病家族病史者;④已知现有甲状腺自身抗体者;⑤甲状腺正肿大者;⑥有甲状腺功能减退症状或体征的患者;⑦1型糖尿病患者;⑧有其他自身免疫性疾病者;⑨有颈部不适病史者;⑩不育妇女行TSH检查以排除甲减。

临床甲状腺功能减退:TSH比妊娠期参考值上限高,FT$_4$比妊娠期参考值下限低,结合自觉症状可做出诊断。亚临床甲状腺功能减退:TSH比妊娠期参考值上限高,FT$_4$正常范围;单纯的低T$_4$血症:TSH尚正常,仅FT$_4$比正常值低。

【处理】

治疗目标是将血清中 TSH 和甲状腺激素的水平恢复正常,减少围产期可能的不良结局发生,建议与内科医生协同管理。主要药物为左甲状腺素($L\text{-}T_4$)。

1. 孕前处理　有甲状腺功能减退病史的生育期妇女如计划妊娠,需调整 $L\text{-}T_4$ 的剂量,使 TSH 处于正常范围,最好使 TSH<2.5mIU/L。

2. 临床甲状腺功能减退的妊娠期处理　妊娠期母亲和胎儿对甲状腺激素的需求从孕 6 周开始增加,直到孕 20 周才达到平衡,故妊娠期间 $L\text{-}T_4$ 的用量较非妊娠期增加 30%～50%,甲状腺功能应在妊娠 28 周前约每 4 周检测一次,妊娠 28～32 周间至少检测一次,据甲状腺功能报告结果来调整药量,使 TSH 在妊娠的早、中、晚期分别控制于 0.1～2.5mIU/L、0.2～3.0mIU/L 及 0.3～3.0mIU/L。

3. 亚临床甲状腺功能减退的妊娠期处理　对单纯的亚临床甲状腺功能减退孕妇是否治疗,目前意见不统一。2017 年,美国甲状腺协会推荐如下:

(1)推荐使用 $L\text{-}T_4$ 治疗　亚临床甲状腺功能减退合并甲状腺过氧化物酶抗体(TPOAb)阳性;TPOAb 呈阴性,但 TSH 大于 10mIU/L。

(2)不推荐使用 $L\text{-}T_4$ 治疗　TPOAb 呈阴性,且 TSH 正常(TSH 在妊娠期特定的参考范围内,如无参考范围时,<4mIU/L)。

4. 对单纯的低 T_4 血症患者不推荐 $L\text{-}T_4$ 治疗。

5. 分娩后,$L\text{-}T_4$ 减至孕前剂量,在产后 6 周再次进行甲状腺功能检测。

6. 加强营养指导,密切监测胎儿宫内发育,加强孕期和分娩期胎儿监护,及时发现胎儿缺氧;排除其他产科因素后鼓励阴道试产,预防产后出血及产褥感染。

7. 新生儿监护　新生儿一出生即查甲状腺功能,孕妇血中的甲状腺球蛋白抗体(TGAb)和 TPOAb 均可以通过胎盘,导致胎儿甲状腺功能减退,影响胎儿发育。大部分甲状腺功能减退患儿症状不明显,血 T_4 和 TSH 的测定是筛查甲状腺功能减退的主要方法,当出现血 T_4 下降而 TSH 升高时,可确诊新生儿甲状腺功能减退。新生儿甲状腺功能减退治疗一般需持续 2～3 年。

任务五　妊娠合并贫血患者的护理

贫血是妊娠期较常见的合并症。由于妊娠期血容量增加,且血浆增加多于红细胞增加,血液呈稀释状态,又称"生理性贫血"。世界卫生组织(WHO)规定孕妇外周血红蛋白<110g/L 及血细胞比容<0.33 为妊娠期贫血。根据血红蛋白水平分为轻度贫血(100～109g/L)、中度贫血(70～99g/L)、重度贫血(40～69g/L)和极重度贫血(<40g/L)。正常成年非孕期女性

2-7　教学课件

体内铁总量为 35～40mg/kg,每日消耗 20～25mg/kg 用于造血。妊娠期妇女由于血容量增加需铁 650～750mg,胎儿生长发育需铁 250～350mg。虽然,孕妇从每日饮食中摄取铁 10～15mg,但机体吸收利用率仅为 10%。每日需从食物中摄取至少 4mg。妊娠晚期,机体对铁的最大吸收率达 40%,但仍不能满足母儿需求,如不及时补充铁剂,极易造成贫血。贫血在妊娠各期对母儿均可造成一定危害。在资源匮乏地区,严重贫血也是孕产妇死亡的重要原因之一。在妊娠期各种类型贫血中,缺铁性贫血最常见。

【对妊娠的影响】

1. 对孕妇的影响　贫血的孕妇对手术、分娩和麻醉耐受差,轻或中度贫血都可能有较大不良影响。重度贫血可引起心肌缺氧,导致贫血性心脏病;贫血导致机体对急性失血耐受下降,易发生失血性休克;贫血使产妇抵抗力下降,易发生产褥感染。WHO 资料表明,全世界每年贫血导致数十万孕产妇死亡。

2. 对胎儿的影响　中或重度贫血的孕妇,胎盘供氧不足和营养物质缺乏难以满足胎儿需求,易致胎儿宫内生长受限、胎儿宫内窘迫、死胎或早产,对胎儿有远期影响。

【发病原因】

妊娠期铁需要增加是妊娠期妇女缺铁的最主要原因。以每毫升血液含铁 0.5mg 计算,孕妇每日需摄入铁至少 4mg。若不给予铁剂治疗,容易耗尽体内储存铁造成贫血。

【治疗】

治疗原则是纠正缺铁性贫血的原因和补充铁剂。一般治疗方法为加强营养和提供含铁丰富饮食,对消化不良和胃肠道功能紊乱者对症处理等。

1. 补充铁剂　口服给药为主。血红蛋白＞70g/L,可口服用药。常用的口服药物有硫酸亚铁、多糖铁复合物、10%枸橼酸铁铵、琥珀酸亚铁等。对因胃肠道反应不能口服铁剂者或中重度缺铁性贫血及依从性不确定或口服铁剂无效者可注射铁剂,如右旋糖酐铁或山梨醇铁、蔗糖铁等静脉滴注或深部肌内注射。

2. 输血　患缺铁性贫血的孕妇补充了铁剂大部分血象会改善,不用输血。如血红蛋白＜70g/L 者建议输血;血红蛋白为 70～100g/L,根据患者是否手术和心脏功能等因素,决定是否需要输血。如近期需行剖宫产术或近预产期,应多次少量输全血或红细胞悬液,以避免心脏负担过重而致急性左心衰竭。

3. 产时及产后处理　重度贫血者在临产后要配血备用。产程进行严密监护,预防发生产后出血,恰当处理第三产程,在出血多的时候应及时进行输血。产后需预防感染。

【预防】

孕前治疗如月经过多等失血性疾病,增加铁离子的贮备,并在妊娠期加强营养,鼓励多吃含铁较多的食物,如鸡血、猪肝与豆类等,建议妇女在妊娠期定期查血常规。

项目三 妊娠合并外科疾病患者的护理

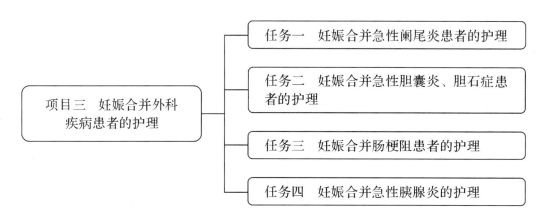

项目三 妊娠合并外科疾病患者的护理

- 任务一 妊娠合并急性阑尾炎患者的护理
- 任务二 妊娠合并急性胆囊炎、胆石症患者的护理
- 任务三 妊娠合并肠梗阻患者的护理
- 任务四 妊娠合并急性胰腺炎的护理

【情境描述】

患者,女性,已婚,27 岁。1-0-2-1,停经 38^{+4} 周,1 天前突然腹痛,无阴道流液,无明显阴道见红,急诊入院。

体检:精神软,心肺听诊(一),双下肢浮肿(一)。产科检查:T 36.3℃,P 123 次/min,R 20 次/min,BP 104/72mmHg。骨盆测量:髂前上棘间径 24.0cm,髂嵴间径 27.0cm,骶耻外径 19.0cm,坐骨结节间径 9.0cm;宫高 32cm,腹围 96cm,先露头,衔接半入盆,后矢状径未测;头位,胎心 140 次/min,胎儿体重估计 3.0kg。宫缩无;肛检示宫颈居中,质中,宫颈管消退 20%,扩张 0cm,先露－4cm,胎膜未破。

辅助检查:本院门诊彩超示:双顶径 94mm,头围 332mm,腹围 333mm,股骨长 68mm,脐动脉 S/D 2.1,RI 0.52,胎心率 133 次/min,羊水指数 98mm,单胎头位存活。

初步诊断:1. 妊娠合并阑尾炎? 2. G_4P_1,孕 38^{+3} 周,头位待产。

问:确诊还需做哪些检查? 如果是妊娠合并阑尾炎,护理诊断与主要护理措施是什么?

任务一　妊娠合并急性阑尾炎患者的护理

急性阑尾炎(acute appendicitis)是妊娠期最常见的外科合并症之一,发病率为 0.05%～0.1%,妊娠各期均可发生,但常见于妊娠前 6 个月。妊娠期子宫增大,使阑尾的位置发生改变,临床表现不典型,增加诊断难度,并且炎症不易被包裹局限,常发展到阑尾穿孔与弥漫性腹膜

3-1　教学课件

炎,致孕产妇与围产儿死亡率增高。因此,应掌握妊娠期阑尾炎的特点,早期诊断和及时处理对预后有重要影响。

【病因】

1. 阑尾管腔阻塞　阑尾管腔阻塞是急性阑尾炎最常见的病因。阑尾管腔细,开口狭小,系膜短,使阑尾卷曲,造成阑尾管腔易阻塞。导致阻塞的原因包括:①淋巴滤泡明显增生:约占 60%,多见于年轻人;②肠石阻塞:约占 35%;③异物、食物残渣、炎性狭窄、蛔虫、肿瘤等,较少见。

2. 细菌入侵　阑尾管腔阻塞后,细菌繁殖并分泌内毒素和外毒素,损伤黏膜上皮,形成溃疡,细菌经溃疡面进入阑尾肌层。阑尾壁间质压力升高,影响动脉血流,造成阑尾缺血,甚至梗死和坏疽。致病菌多为肠道内的各种革兰阴性杆菌和厌氧菌。

【妊娠期阑尾位置的变化】

妊娠初期阑尾的位置与非孕期相似,其根部在右髂前上棘至脐连线中外 1/3 处。随妊娠周数的增加,盲肠和阑尾的位置向上、向外、向后移。妊娠 3 个月末位于髂嵴下 2 横指,妊娠 5 个月末达髂嵴水平,妊娠 8 个月末上升至髂嵴上 2 横指,妊娠足月可达胆囊区。盲肠和阑尾在向上移位的同时,阑尾呈逆时针方向旋转,一部分被增大子宫覆盖。产后 10～12 日恢复到非孕时位置。

【妊娠期阑尾炎特点】

妊娠并不诱发阑尾炎。由于妊娠期解剖生理的改变,所发生的阑尾炎有两个特点。

1. 诊断比较困难　造成诊断比较困难的因素有:①早孕反应的恶心、呕吐与阑尾炎的症状相似;②增大子宫导致阑尾移位,使腹痛不局限于右下腹;③妊娠期白细胞计数升高;④容易与其他妊娠期腹痛性疾病相混淆,如早产、肾绞痛、肾盂肾炎、胎盘早剥、子宫肌瘤变性等;⑤妊娠中晚期阑尾炎的症状不典型。

2. 炎症容易扩散　导致炎症容易扩散的原因有:①妊娠期盆腔血液及淋巴循环旺盛,毛细血管通透性及组织蛋白溶解能力增强;②增大的子宫将腹壁与发炎阑尾分开,使腹壁防卫能力减弱;③子宫妨碍大网膜游走,使大网膜不能抵达感染部位发挥防卫作用;④妊娠期类固醇激素分泌增多,抑制孕妇的免疫机制,促进炎症发展;⑤炎症波及子

宫可诱发宫缩,宫缩又促使炎症扩散,易导致弥漫性腹膜炎;⑥症状及体征不典型,容易延误诊疗时机。

【临床表现】

在妊娠的不同时期,急性阑尾炎的临床表现有明显差别。

1. 孕早期　急性阑尾炎症状及体征与非孕期基本相同,表现为腹痛、恶心、呕吐、食欲缺乏、便秘和腹泻,急性阑尾炎早期体温正常或轻度升高(通常<38℃);右下腹有压痛、反跳痛或肌紧张,80%的患者有转移性右下腹痛。

2. 孕中、晚期　急性阑尾炎与非孕期表现不同。增大子宫使阑尾位置发生改变,临床表现不典型,腹痛不典型或不明显,常无明显的转移性右下腹痛。当阑尾位于子宫背面时,疼痛可位于右侧腰部。增大子宫将壁腹膜向前顶起,因此腹部压痛、反跳痛和肌紧张不明显。在妊娠期有生理性白细胞增加,当白细胞计数$>15\times10^9/L$时才有诊断意义,也有少数患者白细胞计数升高不明显。

【治疗原则】

手术治疗并抗感染。妊娠期合并急性阑尾炎时不主张保守治疗,一旦确诊,应在抗感染治疗的同时立即进行手术治疗,尤其在妊娠中、晚期。若一时难以确诊,并高度怀疑急性阑尾炎时,应尽早剖腹探查,以免延误治疗时机,危及母婴安全。

术后应继续抗感染治疗,需要继续妊娠者应选择对胎儿影响小、敏感的广谱抗生素,建议使用头孢类或青霉素类药物。阑尾炎患者中75%～90%为厌氧菌感染,需选择对厌氧菌敏感的抗生素。若继续妊娠,术后3～4日内应给予保胎药物。

【护理措施】

1. 心理护理　由于女性对疼痛的耐受性差,在妊娠合并身体疾患这个特殊阶段,应以细心、耐心、和蔼的态度做好解释安抚工作,为患者提供安静舒适的就医环境,来缓解疾病带来的焦虑、紧张情绪,针对胎儿健康状况的担忧,及时提供相关治疗信息。

2. 病情监测　密切观察胎心、胎动、宫缩及阴道流血情况。指导孕妇做好胎动的自我监测,如出现异常及时通知医师,并严密监测生命体征,做好记录。

3. 手术患者护理

(1)体位　孕妇宜取左侧卧位或右侧臀部垫高30°～45°,以减少术中对子宫的刺激,防止仰卧位低血压综合征的发生。术后患者一般平卧6h后改为半卧位,以利于引流,也可减小腹壁张力,减轻切口疼痛。

(2)休息与活动　若胎心率正常,没有产科异常症状,鼓励其早期下床活动,避免肠粘连等并发症的发生。有引流的患者,活动时注意保持引流管的通畅并妥善固定,防止其脱落和引流液的逆流。

(3)饮食护理　中晚期妊娠孕妇,腹壁张力大,麻醉清醒6～8h后可进少量温开水,术后第1天鼓励患者下床活动,以促进肠蠕动,预防肠粘连;待肠蠕动恢复后可给予清淡流质,如稀饭、蛋花等,然后逐渐过渡至半流质和普食,给予各种营养素齐全的食物。手术后机体的分解代谢大于合成代谢,出现明显的负氮平衡,又由于妊娠的因素,营养素的需求比一般手术人多,需按其口味和饮食习惯烹调,确保营养素的摄入,以利于机体恢复和胎儿的生长。

(4)用药护理　术后遵医嘱继续给予抗感染治疗。对继续妊娠者,术后3～4日内遵医嘱给予抑制宫缩药及镇静药保胎治疗。静脉用药时严格控制滴速,密切观察胎心及胎动,定时进行胎心监护。

【健康教育】

制订出院后康复计划,做好孕妇围生期保健工作。

【最新进展】

临床上采用保守治疗妊娠合并阑尾炎时可给予患者预防护理、情志护理、饮食护理、辨证施护中西医结合护理措施,能够显著提升护理效果。

任务二　妊娠合并急性胆囊炎、胆石症患者的护理

妊娠期急性胆囊炎(acute cholecystitis)和胆石症(cholelithiasis)的发病率仅次于急性阑尾炎,70%的急性胆囊炎患者合并胆石症。该疾病在妊娠各期均可发生,孕晚期更常见。

3-2　教学课件

【病因】

胆石症是妊娠期发生急性胆囊炎的主要病因。妊娠期间激素改变,使胆囊发生一系列生理性变化,胆囊运动减弱,胆汁成分变化,均可使胆汁淤积、胆石形成、细菌繁殖而导致胆道感染。

【妊娠与急性胆囊炎和胆石症的相互影响】

妊娠期间急性胆囊炎和胆石症的发生率并无增加,但妊娠对急性胆囊炎和胆石症有重要影响:①妊娠期腹腔压力增高、迷走神经兴奋性增强以及孕酮分泌增加导致胆囊排空延迟,从而导致 Oddis 括约肌痉挛;②妊娠期雌激素分泌增加,减轻胆囊对缩胆囊素的反应,从而使胆囊排空降低,残余量增加,胆汁淤积;③雌激素可降低胆囊黏膜上皮对钠的调节能力,从而导致胆囊黏膜吸收水分的能力下降,妊娠期胆固醇浓度增加,胆汁中胆汁酸盐、胆固醇和磷脂的比例降低,使胆固醇容易析出结晶。妊娠期患急性胆囊炎有发生坏死、穿孔及形成胆汁性腹膜炎的危险。发热及疼痛有引起胎儿窘迫、流产、早产的危险。

【临床表现及诊断】

妊娠期急性胆囊炎的表现与非孕期基本相同。在夜间或进油腻食物后发作，表现为突发右上腹绞痛，阵发性加重，疼痛可向右肩或右背部放射，常伴发热与恶心、呕吐。查体发现右上腹压痛、肌紧张，有时深吸气时胆囊区有触痛反应（Murphy 征阳性）。部分患者在右肋下缘可触及紧张而有触痛的胆囊。B超是首选的辅助检查手段，可见胆囊体积增大、壁厚，大部分患者显示结石影像。白细胞计数升高，但常在妊娠期的正常范围内。肝功能异常表现为谷丙转氨酶（ALT）和谷草转氨酶（ASD）轻度升高。

【治疗原则】

妊娠合并急诊胆囊炎和胆石症的治疗一般采用非手术治疗，尤其是妊娠早期和晚期。保守治疗一旦复发，病情较前加重，增加手术难度，且容易引起早产。因此，应根据病情严重程度以及妊娠时期来选择治疗方案。

1.手术治疗　妊娠期或产褥期急性胆囊炎通常与胆石症或胆道阻塞有关，孕中期处理原则基本上与非孕期相似，以手术治疗切除胆囊为主。因保守治疗在孕期内有较高的复发率，且复发后更容易导致早产以及胆囊切除术更加困难，目前多主张腹腔镜下行胆囊切除术，术后继续抗感染治疗，继续妊娠者给予保胎治疗。

2.非手术治疗　适用于病情较轻者或术前及孕早晚期的治疗。非手术治疗措施包括以下几种：

（1）限制饮食　少吃油腻食品、动物内脏等，多吃水果、蔬菜，适当活动。发作期应禁食、禁水，必要时胃肠减压；缓解期给予高蛋白质、低脂肪、低胆固醇饮食。

（2）缓解症状　解痉、镇痛，严重的疼痛可导致流产及早产，必要时给予镇痛剂（如肌注哌替啶）控制疼痛。

（3）抗感染治疗　选用对胎儿影响较小的广谱抗生素，一般选用头孢菌素、碳青霉烯类等。

（4）预防母儿并发症　补充营养，维持水、电解质平衡；避免流产、早产；根据孕周决定是否行促胎肺成熟治疗。

【护理要点】

1.非手术治疗

（1）提高认识，注重预防，做好相关健康教育指导。在孕妇门诊建卡时就对其进行相关疾病知识的教育，如胆囊炎的病因、症状、防治知识等。产后访视中特别注意相关健康知识教育指导，如：避免过度劳累（母乳喂养时哺乳次数频繁、亲属探视次数多时间长等引起）；家属要加倍关心产妇，保持室内安静，尽量减少亲属探视时间及次数，有事情尽量安排在产妇醒后再做，入睡时勿打搅；避免受凉，要摒弃传统意义上的"捂月子"，因出汗多后更易受凉，产妇在哺乳时胸部裸露时间较长也易受凉，要注意腹部保暖；注意空气流通，保持居室空气新鲜、温度适宜，防止产褥感染等。

（2）做好饮食护理。急性发作期要暂禁食，必要时由静脉输液补充营养；缓解期间给予高糖、高蛋白、低脂肪饮食；日常饮食中要以植物油为主，少用动物油，增加膳食纤维，刺激肠蠕动，预防发作；禁食油煎鸡蛋，少食多餐，满足孕妇营养、产妇恢复体力、哺乳的需求。

（3）做好心理护理，缓解精神压力，避免情志刺激。告诫家属在孕产妇情绪激动时要理解包容，孕产妇自己也要放宽心胸，以减少不良刺激。医护人员要经常与孕产妇进行有效的沟通，利用多种渠道普及有关妊娠、分娩常识，满足孕产妇对妊娠、育儿等某些知识的渴求，减轻对妊娠、分娩的紧张、恐惧、焦虑情绪，完善自我保健。

（4）药物治疗的指导。急性发作期间禁食、水。必要时行胃肠减压，选用对胎儿、新生儿不良影响较少的抗生素，适当解痉、止痛、对症治疗；缓解期间用消炎利胆类中成药治疗。

2. 手术治疗

（1）术前护理

1）控制疼痛　评估疼痛的程度，观察疼痛的部位、性质、程度、发作时间、诱因及缓解的相关因素；评估疼痛与饮食、体位、睡眠的关系，为进一步治疗和护理提供依据。对诊断明确且剧烈疼痛者，遵医嘱予消炎利胆、解痉镇痛药物，以缓解疼痛。

2）合理饮食　进食低脂食物，以防诱发急性胆囊炎而影响手术治疗。

3）皮肤准备　腹腔镜手术入路多在脐周，指导患者用肥皂水清洁脐部，脐部污垢可用松节油或石蜡油清洁。

4）呼吸道准备　患者术前应进行呼吸功能锻炼；避免感冒，戒烟，以减少呼吸道分泌物，利于术后早日康复。

（2）术后护理

1）病情观察　观察并记录生命体征；观察伤口渗血情况；观察腹部体征，了解有无腹痛、腹胀及腹膜刺激征等；有引流管者，观察并记录引流液的颜色、性状和量。

2）体位　清醒且血压稳定者，改为半卧位，指导患者有节律地深呼吸，达到放松和减轻疼痛的效果。

3）饮食护理　行腹腔镜术后禁食 6h，术后 24h 内饮食以无脂流质、半流质为主，逐渐过渡至低脂饮食。

【健康教育】

1. 合理饮食　少量多餐，进食低脂肪、高维生素、富含膳食纤维的食物，忌辛辣刺激性食物，多食新鲜蔬菜和水果。

2. 疾病指导　告知患者胆囊切除术后出现消化不良、脂肪性腹泻等情况的原因；出院后如出现腹痛、黄疸、陶土样大便等情况应及时就诊。

3. 复查指导　未行手术治疗的胆囊结石患者应定期复查或尽早手术治疗，以防结石及炎症的长期刺激诱发胆囊癌。

任务三　妊娠合并肠梗阻患者的护理

妊娠期肠梗阻(intestinal obstruction)较少见,多发生于妊娠晚期,其中,发生于妊娠早期占6%,妊娠中期占28%,妊娠晚期占45%,产褥期占21%。

3-3　教学课件

【定义】

肠梗阻是一种临床综合征,任何原因引起的肠内容物不能正常运行、通过肠道,均会导致肠梗阻。肠梗阻多与既往手术粘连有关,也可由肠扭转、肠套叠或肿瘤等引起,但更少见。妊娠合并肠梗阻较非孕期病情重,死亡率高,主要与诊断、治疗不及时及术前准备不充分有关。

【妊娠与肠梗阻的关系】

妊娠不会引起肠梗阻,但妊娠期某些变化可能容易发生肠梗阻,如:妊娠期子宫增大,挤压盆腔内肠管尤其乙状结肠;子宫增大牵拉粘连肠管,肠管位置变化发生扭曲或阻塞;妊娠期孕激素水平高,降低肠管平滑肌张力,抑制肠蠕动,甚至发生肠麻痹;肠系膜过长或过短,分娩后肠管位置发生变化等。妊娠期容易发生肠梗阻的时期为:①妊娠中期子宫升入腹腔时;②妊娠近足月胎头入盆时;③产后子宫迅速缩小,肠袢急剧移位,腹腔内脏之间关系突然发生变化时。

【临床表现及诊断】

妊娠期受增大子宫影响,常使肠梗阻失去典型症状和体征,且这些症状容易与妊娠本身引起的胃肠道症状相混淆,加大诊断难度。妊娠期急性肠梗阻以急性持续性腹痛为主要特点。肠梗阻主要症状包括:持续性或阵发性腹部绞痛,伴恶心、呕吐、腹胀和肛门停止排气排便等。查体:腹部可见肠型与肠蠕动波;听诊肠鸣音亢进、呈高调金属音,可闻及气过水声;叩诊呈鼓音,有腹部震水音;腹部压痛,严重者可有反跳痛和肌紧张。对怀疑肠梗阻的患者应行腹部X线检查,出现肠管扩张并有气液平面的肠袢有利于诊断。

【治疗原则】

原则是纠正肠梗阻引起的水、电解质紊乱及酸碱失衡,解除肠梗阻和进行恰当的产科处理。

1. 保守治疗　包括禁食及胃肠减压,根据脱水程度、尿量、尿比重、血清离子及血气分析结果,补充相应液体和电解质;应用广谱抗生素防治感染,首选氨苄西林或头孢菌素类,并加用甲硝唑。

2. 手术治疗　是否手术,取决于肠梗阻类型及严重程度。绞窄性肠梗阻一经确诊应立即手术;单纯性粘连性肠梗阻、不完全性和麻痹性肠梗阻可在密切观察下保守治疗

12～24h,若仍不缓解应行手术治疗。

3.产科处理　肠梗阻经非手术治疗缓解者,可继续妊娠。肠梗阻发生于妊娠早期需手术治疗者,应先行人工流产,部分患者流产后梗阻可自行缓解。肠梗阻发生于妊娠中期,若无产科指征不必终止妊娠。术前术后应积极保胎治疗。妊娠晚期尤其是孕 34 周后,估计胎肺已成熟,可先行剖宫产术再行肠梗阻手术。

【护理要点】

1.病情监护

(1)观察病情　密切观察消化道、腹痛、发热等症状,监测生命体征,警惕病情恶化。

(2)实验室检查　检查血常规、电解质等。

(3)胎儿情况监护　听胎心,指导孕妇自测胎动,必要时行胎心监护、B 超检查监测胎儿宫内情况,及时发现胎儿缺氧,做好胎儿窘迫的防治。

2.治疗配合

(1)手术治疗　术前、后护理见《外科护理》教材中的"手术护理"。

(2)非手术治疗护理

1)禁食、胃肠减压、补液、纠正水电解质失衡等护理。

2)遵医嘱应用抗生素。

3.一般护理

(1)休息　注意休息,根据是否手术决定卧床方式。

(2)饮食　根据是否手术决定饮食。

4.心理护理

(1)消除紧张　提供安静、舒适的休息环境,满足其生活需要,关心、安慰、鼓励产妇,消除产妇的紧张、恐惧心理。

(2)调动产妇积极性　及时将医护计划告知产妇,增加产妇对分娩的自信心,调动产妇积极性。

5.健康教育　普及疾病知识,让孕妇了解疾病的发生、发展、转归。

任务四　妊娠合并急性胰腺炎的护理

妊娠合并急性胰腺炎(acute pancreatitis in pregnancy,APIP)的发生率为 1/10000～1/1000,最常见的病因是胆结石(65%～100%),酗酒(5%～10%),特发性(15%)和家族性(5%)高三酰甘油。高脂血症引起的 APIP 的发病率虽然低,但是预后非常差。高脂血症性胰腺炎比胆道疾病引起的胰腺炎更容易诱发严重的并发症,易合并子痫前期,妊娠高血压伴溶血、

3-4　教学课件

肝酶升高及血小板减少综合征等,可能导致胰腺病变坏死、脓肿、多器官功能障碍。

【定义】

妊娠合并急性胰腺炎是一种罕见的妊娠期急腹症,主要症状多为急性发作的上腹部疼痛,常伴有恶心呕吐,多发生在妊娠晚期和产褥期。按严重程度分轻症和重症胰腺炎。按病理又分急性水肿胰腺炎、出血坏死胰腺炎,具有发病急及并发症多,治疗难和病死率较高的特点,对母儿健康造成严重威胁。

【临床表现及诊断】

1.症状 腹痛最常见,诱因为进食高脂饮食与饱餐。左上腹阵发渐剧性疼痛,可放射达腰背肩部。妊娠期子宫底上升至胰腺较深的位置,导致腹痛可能不典型,可有恶心呕吐、黄疸、腹胀、发热等症状。重症胰腺炎者可有四肢厥冷、脉搏细数等休克症状,也可有水电解质紊乱、发绀、呼吸急促、胃肠出血、少尿等多脏器功能衰竭表现,可致胎儿缺氧死胎、生长受限、流产或早产等。

2.体征 腹胀与腹痛可同时存在。轻症表现为上腹部压痛,无明显肌卫,重症表现为反跳痛、肌卫、肠鸣音的减弱或消失、移动性浊音表现阳性等腹膜炎及腹腔积液体征。伴随腹腔内压力逐渐升高,可出现腹腔间隔室综合征[腹腔间隔室综合征(ACS)又称腹腔高压综合征,指由于外伤、手术、炎症等原因引起的腹腔内压力急性升高,并持续高于20mmHg 时所出现的临床综合征],通常见于重症患者],少量病重患者因出血经腹膜后到达皮下,在左腰部及脐周皮肤出现青紫色斑症(Grey-Turner 征和 Cullen 征)。

3.辅助检查

(1)血清与尿淀粉酶的测定:是最常用的检查项目。血清淀粉酶在发病数小时就升高,24h 达最高峰,4～5 日降回正常;尿淀粉酶在发病 24h 开始升高,48h 达最高峰,1～2周降回正常。血清淀粉酶的正常不能完全排除急性胰腺炎,因为胰腺广泛坏死时,血清淀粉酶也可暂不升高,必要时可腹穿取样查腹腔积液的淀粉酶。血清脂肪酶一般在发病后 24h 达峰值,可持续升高 8～14 天,特异性和敏感性优于淀粉酶。血清甘油三酯测定目前并没有一个公认的诊断标准。

(2)超声检查可见胰腺弥漫增大、出血坏死可伴强粗回声,胰腺周围渗液呈无回声,但肠胀气可能影响诊断效果。计算机断层扫描(computed tomography,CT)增强扫描可判断有无胰腺渗出、坏死或脓肿,虽然对胎儿有影响但必要时仍采用。可采用磁共振成像(MRI),可提供与 CT 类似的信息,在评估胰腺坏死、炎症范围以及有无游离气体方面有一定意义。

【鉴别诊断】

1.妊娠早期需与妊娠剧吐相鉴别。

2.妊娠中晚期应与晚期流产、早产鉴别。妊娠晚期疼痛位于右上腹,还需与先兆临产、胎盘早剥、妊娠期急性脂肪肝与子宫肌瘤红色变性相鉴别。

【治疗原则】

在治疗中应充分考虑起病诱因、孕周、胎儿,如果无明显并发症及器官功能障碍,建议保守治疗,但重症胰腺炎应尽量在48～72h内手术。

1.保守治疗　绝对禁食禁水,进行持续性胃肠减压以减轻腹胀,降低腹腔内的压力。进行静脉输液防治休克,进行完全肠外营养以及抗休克治疗,保持水电解质平衡(在患者病情危重时须权衡利弊谨慎使用)。缓解患者疼痛,首选哌替啶针50～100mg,可加阿托品肌注,禁用吗啡镇痛,以免造成Oddi括约肌痉挛。建议开始即使用大剂量广谱抗生素先控制感染,待明确病原体后再进行调整。目前并没有对母儿安全有效的降脂类药物。

2.手术治疗　对于病情较重有以下症状之一者建议手术:①腹膜炎一直持续存在,可能有其他急腹症。②重症胆源性胰腺炎伴壶腹性嵌顿结石,合并胆道梗阻和感染者,应尽早手术。③胰腺已坏死,腹腔内有大量渗出液体,迅速出现多脏器功能损伤者,手术清除坏死组织,并充分引流。④合并肠穿孔、大出血或胰腺的假性囊肿。开腹手术麻醉方式宜选择连续硬膜外麻醉或硬膜外联合阻滞麻醉。手术体位为右侧臀部垫高30°或将手术床向左倾斜30°,使子宫转向左侧,便于暴露阑尾,有利于防止仰卧位低血压综合征的发生。操作应温柔,并尽量减少术中对子宫的刺激。

3.产科处理　治疗期间需要密切监护胎儿情况。根据所处医疗条件,对胎儿有存活机会的急性胰腺炎患者,如有宫缩可适当使用硫酸镁等药物抑制宫缩,使用地塞米松促胎肺成熟。在保证母体安全的条件下,尽量延长孕龄,治疗过程中若胎儿出现异常情况,应适时终止妊娠。对于以下情况,建议及时终止妊娠:①足月儿;②出现胎儿窘迫或胎死官内;③难免流产或早产临产;④保守治疗病情未见明显改善,出现严重的全身感染及多器官功能衰竭,危及母儿生命。终止妊娠不仅可以减少增大的子宫对腹腔的压力,还可以避免胎儿因素对于用药及检查手段的限制。

4.术后处理

(1)继续抗感染治疗　需继续妊娠者,应选择对胎儿影响小、估计对感染细菌敏感的广谱抗生素,术前开始使用。

(2)保胎治疗　若继续妊娠,术后3～4日内予抑制宫缩药进行保胎治疗,以避免流产或早产。根据妊娠不同时期,可给予肌注孕酮、静脉滴注硫酸镁、口服或静脉滴注利托君等。

【护理要点】

1.密切关注患者意识、生命体征、腹部症状变化,并记录患者24h内出入量。嘱患者充分卧床休息,持续胃肠减压,并根据患者各项营养指数变化情况给予肠外营养支持以纠正患者水、电解质,待患者肠道功能恢复后给予流质、半流质、普食。

2.每隔4h监测一次胎心音,并密切观察患者有无宫缩、宫缩强度、宫缩持续时间等相关情况,对于妊娠少于34周的患者给予抗感染、促胎肺成熟、抑制宫缩治疗,在控制患者胰腺炎的前提下尽量维持妊娠至足月。对于妊娠超过34周且胎儿发育成熟的患者应尽早行剖宫产术终止妊娠。

3. 心理护理　嘱患者家属多陪伴患者,耐心倾听患者内心忧虑。护理人员向患者普及急性胰腺炎病因、临床治疗方案,给予患者鼓励性语言,稳定患者情绪,列举成功案例,使患者在全面了解自身疾病的同时树立战胜疾病的信心。

4. 生活护理　护理人员每天用温清水擦拭身体,每日擦洗会阴部两次,并更换质地柔软的棉质内裤。对于持续胃肠减压的患者每日应坚持漱口两次,餐后用棉签帮助患者清洁口腔,并帮助患者翻身、叩背,避免患者出现肺部感染。

5. 产后护理　患者术后应保持引流管根部清洁,护理人员根据引流管局部敷料渗血情况及时更换敷料,避免渗液给患者皮肤造成持续性刺激。除此之外,术后24h内密切关注患者子宫收缩、阴道出血量情况,为防止产妇产后大出血,产后6h内可循医嘱给予宫缩剂;产褥期嘱患者关注恶露量、色、气味,若持续发现臭味血性恶露应及时入院。

6. 出院后健康宣教　产妇出院后护理人员应嘱产妇养成良好的生活习惯,保持身心愉悦,监测血糖、血脂、血压。

项目四　妊娠合并性传播疾病患者的护理

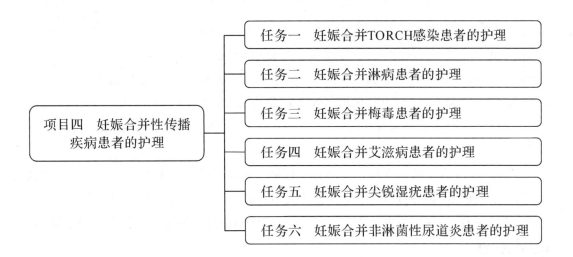

【情境描述】

产妇,30岁,已婚,1-0-1-1,剖宫产5年,因"停经39周,阴道分泌物增多7日,呈脓性,伴性交后出血1次"入院。患者丈夫在发病10天前有不洁性交史。自述阴道分泌物增多,为黏液脓性,黄色,有异味,伴外阴瘙痒、灼痛,无下腹部疼痛不适,伴有尿急、尿频症状。定期产检。停经39周,查B超提示双顶径98mm,头围345mm,腹径109mm,腹围356mm,股骨长72mm。胎儿颈部皮肤见U形带状切迹。

体检:外阴阴道充血发红,尿道口充血水肿,挤压可见脓性分泌物流出,宫颈充血明显,伴水肿,可见脓性分泌物从宫口流出,棉签触及宫颈管有接触性出血。子宫正常大小,质软,无压痛,活动好。双附件区未及肿块,无明显压痛。

辅助检查:宫颈管分泌物培养示淋病奈瑟菌阳性,衣原体阴性。

初步诊断:1. G_2P_1,孕39周,头位待产。2.瘢痕子宫。3.妊娠合并性病。

请阐述您的护理诊断与主要护理措施。

妊娠合并性传播疾病包括 TORCH 感染、淋病、非淋菌性尿道炎、梅毒、尖锐湿疣、获得性免疫缺陷综合征等。如妊娠合并性传播疾病而不自知未能得到及时治疗,可发生母婴传播,使胎儿传染,导致死胎或死产、流产或早产,或者新生儿感染。

任务一　妊娠合并 TORCH 感染患者的护理

【定义】

TORCH 感染也叫 TORCH 综合征（TORCH syndrome）。TORCH 一词是由数种导致孕妇患病并引起胎儿感染，甚至造成新生儿出生缺陷的病原微生物的英文名称的第一个字母组合，其中，T 指弓形虫（toxoplasma），R 指风疹病毒（rubella virus），C 指巨细胞病毒（cytomegalo

4-1　教学课件

virus，CMV），H 指单纯疱疹病毒（herpes simplex virus，HSV），O 指其他（others），主要包括梅毒螺旋体（treponema pallidum）、人免疫缺陷病毒（human immunodeficiency virus，HIV）、人乳头瘤病毒（human papilloma virus，HPV）、人微小病毒（B19）等 10 余种病毒。

TORCH 综合征的特点是孕妇患其中任何一种疾病之后，自身症状轻微，甚至无症状，但可垂直传播给胎儿造成宫内感染，使胚胎和胎儿呈现严重症状和体征，甚至导致流产、死胎、死产。即使出生后幸存，也可能遗留中枢神经系统障碍等严重先天性缺陷。

【感染途径】

1.孕妇为易感人群，其感染途径与普通人群相似。弓形虫病的病原微生物为刚地弓形虫，感染者多为食用含有包囊的生肉或未煮熟的肉类、蛋类、未洗涤的蔬菜、水果等；风疹病毒是风疹的病原微生物，可直接传播或经呼吸道飞沫传播。巨细胞病毒主要通过口和性交感染，尤以后者为主；单纯疱疹病毒主要是性行为尤其是性交传播；苍白螺旋体是梅毒的病原体，梅毒主要通过性生活传播。其他如接吻、输血器械、皮肤破损亦可感染梅毒。

2.胎儿及新生儿　孕妇患 TORCH 中任何一种疾病，均可导致胎儿感染。垂直传播最主要的途径是宫内感染。

（1）宫内感染途径如下：

1）经胎盘感染　孕妇患生殖道以外部位的感染性疾病，病原微生物可进入孕妇血液中，孕妇血液中的病毒可直接通过胎盘屏障感染胚胎或胎儿。而细菌、原虫、螺旋体等需在胎盘部位形成病灶后，才能感染胚胎和胎儿。

2）上行感染宫腔　临产后宫颈管扩张，前羊膜囊扩张，前羊膜囊下极与寄生在阴道内的内源性菌群接触，使该处的包蜕膜变性、韧性降低，病原微生物易通过该处进入羊膜腔内引起感染。若已破膜，则更容易发生上行感染。子宫内胎儿可因吸入和吞咽感染的羊水而受累。

3）病原体上行沿胎膜外再经胎盘感染胎儿。

（2）经产道感染　胎儿在分娩时通过软产道,软产道内存在内源性病原微生物,均能引起新生儿感染。最常见的病原微生物有巨细胞病毒和单纯疱疹病毒 H 型等。

（3）通过母乳、母唾液及母血感染　此途径虽不多见,但不可掉以轻心。最常见的病原微生物有巨细胞病毒。

【对母儿的影响】

1. 孕妇 TORCH 感染可增加妊娠并发症,如妊娠高血压疾病、肝炎、子宫内膜炎与胎膜早破。产时易导致宫缩乏力、滞产及产后出血。不同病原微生物对孕妇的影响各异。

（1）弓形虫病　孕妇感染后多无症状或症状轻微,约 90％发生淋巴结炎。全身或局部淋巴结肿大,无粘连、触痛。若虫体侵犯多个脏器,可患全身弓形虫病,出现相应症状。

（2）风疹　孕妇感染后可出现低热、咳嗽、咽痛等上呼吸道感染症状,随后面颊部及全身相继出现浅红色斑丘疹,耳后及枕部淋巴结肿大,数日后消退,在临床上易被忽略。

（3）巨细胞病毒感染　妊娠期间多为隐性感染,无明显症状及体征。可长时间呈现带病毒状态,可经唾液、尿液、乳汁、宫颈分泌物排出巨细胞病毒,少数出现低热、乏力、头痛、肌肉关节痛、白带增多、颈部淋巴结肿大等。

（4）生殖器疱疹　单纯疱疹病毒感染后,外阴部出现多发性、左右对称的表浅溃疡,周围表现为疱疹。初次感染的急性型病情重,再活化的诱发型病情轻。

（5）梅毒　早期（2 年内）主要为皮肤黏膜损害,晚期（2 年以上）可侵犯骨髓、心血管、神经系统等重要脏器,造成劳动力丧失甚至死亡。

2. 对胚胎、胎儿、新生儿的影响　TORCH 感染对胎儿或新生儿的影响取决于病原微生物的种类、数量及胚胎发育的时期。

（1）弓形虫病　妊娠早期感染可引起胎儿死亡、流产或发育缺陷儿,多不能生存,幸存者智力低下;妊娠中期感染的胎儿可发生广泛性病变,引起死胎、早产、胎儿脑内钙化、脑积水与小眼球等严重损害;晚期感染可导致胎儿肝脾大、新生儿黄疸与心肌炎,或在生后数年或数十年出现智力不全、听力障碍、白内障及视网膜脉络膜炎。

（2）风疹　孕期感染风疹病毒可导致胚胎和胎儿严重损害,发生流产、死胎及先天性风疹综合征（congenital rubella syndrome,CRS）,其中妊娠 1～2 个月感染者发生率最高。新生儿出生后不一定立即出现症状,可在生后数月甚至数年才显现。CRS 儿有三大临床特征,即心血管畸形、先天性白内障和耳聋。临床上分为新生儿期症状（低体重、肝脾大、脑膜炎症状）、永久性障碍（心血管畸形、眼障碍、耳损伤）和迟发性障碍（耳聋、高度近视、糖尿病、神经发育延迟等）。

（3）巨细胞病毒　孕期初次感染侵犯胎儿神经系统、心血管系统、肝、脾等器官,造成流产、早产、死胎及各种新生儿畸形,危害严重。存活的新生儿则有肝脾大、黄疸、肝炎、血小板减少性紫癜、溶血性贫血及各种先天性畸形,死亡率高。出生时无症状者常有智力低下、听力丧失和迟发性中枢神经系统损害为主的远期后遗症。

(4)单纯疱疹病毒(HSV) 妊娠期原发性生殖器疱疹与自然流产、宫内发育迟缓、早产及新生儿 HSV 感染有关。孕 12 周内感染可致胎儿畸形,主要为小头、小眼、视网膜脉络膜炎、脑钙化、智力低下。孕晚期感染 HSV 的孕妇经产道分娩,新生儿 HSV 发生率可达 50%。复发性生殖器疱疹引起新生儿 HSV 的危险性明显低于原发性生殖器疱疹,且与早产无关。

(5)梅毒 孕 16 周前由于胎盘绒毛内层有朗罕细胞,梅毒螺旋体不易穿越此层,故胎儿不易受感染。孕 16 周后朗罕细胞萎缩,梅毒螺旋体可顺利进入胎儿血液循环引起胎儿感染,宫内感染可致流产、早产及死亡。其新生儿称为先天性梅毒儿,也称胎传梅毒儿,病情较重。先天性梅毒儿早期表现有皮肤疼痛、皮炎、鼻炎及鼻塞、肝脾大、淋巴结肿大等。晚期先天梅毒多出现在 2 岁以后,表现为楔状齿、鞍鼻、间质性角膜炎、骨膜炎、神经性耳聋等,病死率及死亡率均明显增高。新生儿梅毒若系宫内感染者常无硬下疳(一期梅毒)表现,有硬下疳表现者常为分娩时通过有梅毒病损的产道感染所致。

【治疗】

1.弓形虫感染

(1)目前,对于先天性弓形虫病的治疗尚无特效药物,常用的有乙胺嘧啶、乙酰螺旋霉素及复方新诺明。乙胺嘧啶是叶酸拮抗剂,妊娠早期长期服用可能有致畸风险,因而在妊娠早期使用应谨慎,用药的同时应补充叶酸。乙酰螺旋霉素在胎盘组织中的浓度高,无致畸风险,副作用少,适用于孕妇,但其不能通过胎盘屏障,所以一旦确定胎儿有弓形虫感染应选用乙胺嘧啶。

(2)妊娠期弓形虫感染常常在妊娠早、中期传播给胎儿。因此,妊娠早期诊断为急性弓形虫感染者,应考虑终止妊娠。

(3)对有临床症状的先天性弓形虫儿,应在出生后的前 6 个月内应用乙胺嘧啶,同时补充叶酸。亚临床感染的婴儿,一般首先用乙胺嘧啶,随后与乙酰螺旋霉素两药交替连续应用一年。

2.风疹

(1)对症处理,卧床休息,进食营养丰富及易消化食物。

(2)治疗性流产 为尽量预防 CRS 儿出生,对确诊早期妊娠有原发性风疹病毒感染者,尤其是经产前诊断证明有先天性感染或中期妊娠发现胎儿畸形者,应劝其尽量终止妊娠。

(3)隔离 一旦怀疑孕妇、新生儿或婴儿有风疹病毒感染,应尽快予以接触性隔离。风疹患者的隔离应从皮疹出现前第 5 天开始,直到皮疹出现后第 7 天。住院患者应继续隔离至第 21 天。先天性风疹应在出生后即开始隔离,隔离时间为一年。

3.巨细胞病毒

(1)治疗性流产　经产前诊断证明胎儿已感染 CMV 者,建议终止妊娠。或待孕 20 周后行羊水或脐血检测 CMV 特异性 IgM,若为阳性则应行妊娠中期引产;有 CMV 活动性感染的孕妇,应终止妊娠;妊娠晚期感染者,发生宫内感染的危险性较小,可继续妊娠,并严密监测。

(2)CMV 感染治疗　目前尚无疗效好、副作用小的药物。新的抗病毒药物,如丙氧鸟苷(ganciclovir,GCV)用于治疗 CMV 感染有较好的疗效,但副作用大,对骨髓有明显的抑制作用。

4.单纯疱疹病毒　常用药物为阿昔洛韦,此药可通过胎盘,故患生殖器疱疹的孕妇应慎用。患生殖器疱疹孕妇的新生儿可预防性给药。单纯疱疹病毒经产道感染最常见,故对于初次感染者,发病距分娩时间在 1 个月之内者,宜行剖宫产结束分娩。局部应用碘苷、阿糖腺苷、干扰素等。

5.梅毒　常用药物为青霉素类,如水剂青霉素、普鲁卡因青霉素、苄星青霉素等为不同分期梅毒的首选药物,详见后面章节。

任务二　妊娠合并淋病患者的护理

【病因】

淋病在世界范围内广泛流行,是目前性传播疾病(sexually transmitted diseases,STD)中发病率最高的一种。淋病病原体是淋病奈瑟双球菌(简称淋球菌),为革兰阴性双球菌,对柱状上皮和移行上皮有特殊的亲和力。淋球菌性娇嫩,对干燥、低温、高温的耐受性均较差。人是淋球菌唯一的天然宿主,感染后引起泌尿生殖系统化脓性炎症,临床上称为淋病。人对淋球菌的获得性免疫力低下,易反复感染。

4-2　教学课件

【感染途径】

1.性接触传播　不洁性交是淋球菌感染的主要途径,成人感染者中约 99% 通过此途径受染,20～30 岁为发病高峰。

2.间接接触感染　通过接触感染的衣物、床上用品、浴巾、浴盆等而受染。

3.产道感染　孕期淋病时胎膜早破可继发羊膜腔内感染,也可感染胎儿;新生儿亦可在分娩时经过感染的产道而受染。

【临床表现】

有 60%～80% 的孕妇为无症状淋球菌携带者。大部分妊娠期妇女感染局限于下生殖道,包括宫颈、尿道、尿道旁腺和前庭大腺。妊娠期淋病的临床表现与非妊娠期不尽相同。

1. 下生殖道感染　淋球菌最初常引起宫颈黏膜炎、前庭大腺炎与尿道炎，又称为无合并症淋病或单纯淋病，以宫颈管受感染最多见。宫颈黏膜炎表现为阴道脓性分泌物增多，外阴痛痒或灼热感，偶有下腹痛。体检可见宫颈明显充血、水肿与糜烂，有脓性分泌物从宫颈口流出，触痛，触之易出血。尿道炎表现为尿频、尿痛、尿急，检查可见尿道口红肿、触痛，通过阴道前壁向耻骨联合方向挤压尿道或尿道旁腺，有脓性分泌物流出。若有前庭大腺炎，腺体开口处红肿、触痛与溢脓，若腺管阻塞可形成脓肿。由于淋球菌可以同时感染这些部位，因此临床表现常为多种症状同时存在。

2. 上生殖道感染　淋球菌可上行感染盆腔脏器，导致淋菌性盆腔炎，引起子宫内膜炎、输卵管炎、输卵管积脓、盆腔腹膜炎、输卵管卵巢脓肿或盆腔脓肿，称之为有合并症淋病或复杂性淋病。妊娠期淋病导致的急性输卵管炎罕见，可能是宫颈淋球菌逆行感染，发生在孕 12 周绒毛膜和蜕膜融合前。因为妊娠 12 周后宫颈管黏液阻塞及胎囊充满宫腔，故可阻止感染的上行性扩散。

3. 播散性淋病　淋球菌通过血液循环播散，引起全身淋菌性疾病，主要临床症状为高热、寒战、皮疹、全身不适、食欲缺乏等，表现为淋菌性皮炎、关节炎、脑膜炎、胸膜炎、肺炎、心内膜炎与心包炎等，严重者出现全身中毒症状。有报道称妊娠期淋球菌感染的播散性淋病较多见。妊娠中晚期淋球菌感染尤易发展为播散性淋病，可能与妊娠期盆腔器官充血、组织松软及激素影响宫颈内膜改变而使抵抗力下降有关。淋菌性心内膜炎在妊娠期很少发生，一旦发生即为致命性的。

【对妊娠和新生儿的影响】

孕期任何时期的淋球菌感染均可导致不良妊娠结局，可能与未治疗的淋菌性宫颈炎、感染性自发流产和流产后感染有关。在分娩时检测到淋球菌感染的孕妇常发生早产、胎膜早破、绒毛膜羊膜炎和产褥感染。约 1/3 新生儿通过未治疗的淋球菌感染的产道可发生淋菌性眼结膜炎。在未采用硝酸银预防性滴眼前，新生儿淋菌性眼结膜炎的发生率约为 10%，一般在出生后 4 日左右出现症状，少数患儿的潜伏期可达 21 天。若不及时治疗或选用不敏感的抗生素，眼结膜炎可发展为角膜溃疡或淋菌性脑炎，最后形成瘢痕致失明。

【诊断】

有 60%～80% 的孕妇为无症状携带者，因此应根据病史做实验室检查。

1. 涂片检查　取宫颈分泌物做涂片检查。行革兰染色，急性期可见到多核白细胞中有数对或 30～50 对革兰阴性双球菌。该方法简便省时，但敏感性仅为 48%，假阴性率较高，易漏诊。又由于女性患者的阴道中菌丛较复杂，涂片中可见到与淋球菌相似的细菌，易导致误诊，因此 WHO 建议诊断女性淋病时采用培养的方法。

2. 淋球菌培养　从宫颈取材时注意所用的器材不能粘有消毒药液，阴道窥器不能使用液体石蜡而仅用无菌的温水。先用第一个棉拭子拭去宫颈口的脓性分泌物，再用第二个棉拭子轻轻插入宫颈管 1cm 以上,转动并停留 20~30s。取出的分泌物应注意保湿、保温,立即接种到多黏菌素 B 血液琼脂培养基上,经 24~48h 培养,可形成典型的菌落。淋球菌培养是目前用于淋病筛查和确诊的唯一金标准。

3.血清学试验　如补体结合反应和间接血球凝集反应等,目前尚未用于临床诊断。

4.PCR 检测　应用 PCR 检测淋菌 DNA 片段,敏感性和特异性均较高。但操作过程易被污染可造成假阳性,目前仅在一些具备条件的医院开展。

【治疗】

妊娠期淋病应早期诊断、早期治疗。应用抗生素的原则为及时、足量、规范。Maxwell 和 Watson 研究证明只要及时给予抗生素治疗,淋球菌培养阳性的孕妇即使发生未足月胎膜早破,也可以行期待疗法。Sheffied 等观察了 Parkland 医院收治的 25 名妊娠期淋病患者,她们平均的发病孕周为 25 周,经迅速给予相应的抗生素治疗后,仅有 1 例自然流产和 1 例死亡。近 10 多年来,发现淋球菌已对青霉素、四环素产生耐药菌株,但对第三代头孢类、壮观霉素敏感。因此目前首选第三代头孢类抗生素治疗。轻症可大量单次给药,重症应连续每日给药,保证足够治疗周期可彻底治愈。可同时应用抗衣原体药物。孕期禁用喹诺酮类及四环素类药物,性伴侣应同时治疗。

1.妊娠期无合并症的淋病　头孢曲松钠(ceftriaxone sodium,菌必治)为首选用药,单次用药 250mg 肌注;头孢噻肟钠 1g 单次肌注;对头孢类和喹诺酮类抗生素过敏的患者可采用大观霉素 4g 单次肌注。

2.妊娠期有合并症的淋病、播散性淋病　头孢曲松钠 1g,每 24h 静脉滴注或肌注 1 次,连续 10 日。或大观霉素 2g,每日肌注,连续 10 日。或加用甲硝唑 400mg,每日 2 次,连续 10 日。或多西环素 100mg,每日 2 次口服,持续 10 日。淋菌性脑膜炎应持续治疗 10~14 日,淋菌性心内膜炎应持续治疗至少 4 周。治疗时应注意性伴侣也应检查并进行预防性治疗。治疗结束后 3~7 日再次做宫颈淋球菌培养。3 个月后再次复查,3 次阴性为彻底治愈。

【预防】

妊娠期淋球菌感染的孕妇常无症状,故筛查高危孕妇很重要。目前,多数专家建议在首次产前检查时或行引产前进行淋病筛查,对于高危孕妇建议在孕 28 周后行宫颈分泌物再次培养。妊娠早期进行治疗的孕妇在孕晚期也应复查,以便能及早诊断,彻底治疗,避免感染新生儿,减少新生儿淋病的发生率。

【护理诊断】

1.自尊紊乱　自感羞愧和内疚,害怕被人歧视,与患性传播疾病有关。

2.有泌尿系统感染的危险　与感染淋病、外阴不洁、局部抵抗力下降有关。

3.舒适的改变　与尿频、尿急、尿痛及脓性白带有关。

【护理要点】

1.病情监测　观察病情。急性者监测体温,出现体温升高者可行物理降温,局部对症处理,减轻患者痛苦,促进康复。

2.治疗配合

(1)局部用药　每晚用1∶5000高锰酸钾溶液灌洗阴道或坐浴,以减少分泌物刺激,后将药栓或药片(如曼舒林等),置于阴道内,7天为1个疗程。

(2)抗生素　按医嘱给予抗生素。首选药物以第三代头孢菌素类,如头孢曲松钠、头孢噻肟钠等肌注;不能耐受头孢菌素类或喹诺酮类者可用大观霉素肌注,可同时加用阿奇霉素口服或多西环素口服。孕期禁用喹诺酮及四环素类药物。性伴侣应同时治疗。

(3)慢性淋病较难治愈。按医嘱采取综合治疗,如支持疗法、对症处理、封闭疗法、物理疗法及手术治疗等。

(4)由于新生儿经产道直接接触可引起淋菌性结膜炎,故应及时应用红霉素眼药膏。

3.一般护理　嘱急性期患者卧床休息,做好严密的床边隔离。患者所接触的物品和器具用1‰苯酚溶液浸泡。保持外阴清洁,禁止性生活。

4.心理护理　尊重患者,给予患者适当的关心、安慰,为患者保守秘密,解除患者求医的顾虑,积极接受检查和诊治。

5.健康教育

(1)强调急性期及时、彻底治疗的重要性和必要性,告知患者治疗期间严禁性生活。

(2)指导治疗后随访。治疗结束后一周进行第一次复查,复查内容包括询问有关症状及做阴道分泌物镜检或培养。此后每月复查一次,连续3次阴性方能确定为治愈。复查时还应同时检查滴虫和梅毒血清反应,因三者可同时感染。

(3)教会患者自行消毒隔离的方法,患者的内裤、浴盆、毛巾应煮沸消毒5～10min。

(4)加强性知识教育,杜绝不严肃的性生活,注意性卫生。

任务三　妊娠合并梅毒患者的护理

【定义】

梅毒(syphilis)是由苍白螺旋体病原体感染引起的全身性慢性传染病,根据其病程分为早期与晚期。早期梅毒指总病程在两年以内,包括:①一期梅毒(皮肤硬下疳);②二期梅毒(皮肤全身皮疹);③早期潜伏梅毒。晚期梅毒指病程在两年以上,包括:①皮肤、眼睛、黏膜、骨等梅毒;②心血管梅毒;③内脏梅毒;④神经梅毒;⑤晚期潜伏梅毒。根据其传播途径,分为后天梅毒与先天梅毒。其发病机制为螺旋体侵入体内后经过大量繁殖,引起免疫反应

4-3　教学课件

致局部破溃,出现硬下疳。螺旋体经淋巴与血液播散到全身,出现皮肤的梅毒疹和器官的损害表现,如关节炎。晚期可出现心血管和(或)神经系统的损害,以及骨和内脏的损害。梅毒后期几乎能侵犯全身器官,临床表现极其复杂。据统计资料,妊娠合并梅毒发病率在大多数地区为 2‰~5‰。

【感染途径】

1.性接触传播　不洁性交是梅毒感染的主要途径,成人感染者中约 95% 通过此途径感染,生育期年龄尤其是 20~30 岁为发病高峰。少数因为输入受梅毒感染的血液而被感染。未治疗并在被感染后 1 年内传染性最强。随病程延长,传染性减弱,超过 4 年,基本已无传染性,但仍可通过胎盘感染胎儿。

2.间接接触感染　比例较小,主要通过接触感染的衣物、床上用品、毛巾、浴盆等感染。

3.产道感染　孕期伴梅毒时如胎膜早破可能继发羊膜腔内感染,从而感染胎儿;新生儿亦可在分娩时经过感染的产道而传染。还可通过产后哺乳或接触污染医务用具而被感染。孕妇还可经胎盘将梅毒螺旋体宫内传给胎儿,引起子代先天梅毒。未治疗的一期、早期的潜伏和晚期的潜伏梅毒的母儿垂直传播率,分别是 70%~100%、40%、10%。

【对胎儿及新生儿的影响】

梅毒螺旋体会通过胎盘传给胎儿,引起流产、死胎、早产、死产、低出生体重儿和出生新生儿患先天梅毒。先天梅毒儿占死胎 30% 左右,即使能幸存下来,病情也比较重。早期梅毒儿表现为皮疹、皮肤大疱,鼻塞和鼻炎,肝脾大与淋巴结肿大;晚期梅毒儿多出现在两岁以后,表现为鞍鼻、楔状齿、骨膜炎、间质性角膜炎、神经性耳聋等,致残率及病死率均较高。

【临床表现】

早期主要表现为硬下疳、硬化性淋巴结炎、全身皮肤黏膜损害(如梅毒疹、脱发、扁平疣以及舌、口、咽和生殖器红斑、水肿和糜烂等),晚期临床表现为永久性皮肤和黏膜损害,并可侵犯神经系统与心血管系统等而危及生命。

【诊断】

1.病史　自身或丈夫有不洁性生活史或孕妇梅毒感染史或有输注血制品史等。

2.临床表现　有上述各期梅毒的临床表现。隐性梅毒则无明显临床表现。

3.实验室检查。

(1)病原体检查:取病损处的分泌物涂玻片,用直接荧光抗体或暗视野显微镜检查,若见到可运动的梅毒螺旋体,则可确诊。

(2)梅毒血清学检查:非梅毒螺旋体试验包括快速血浆反应素试验(RPR)和甲苯胺红不加热血清学试验(TRUST)等。可定性和定量检测,用于判断病情活动程度与治疗效果,但特异性较低而敏感性较高,确诊需要再行梅毒螺旋体试验。梅毒螺旋体试验包括梅毒螺旋体被动颗粒凝集试验(TPPA)和荧光梅毒螺旋体免疫吸附试验(TP-ELISA)等,特异性很强,用于梅毒感染的确诊。

③脑积液检查:主要用于诊断神经梅毒,包括性病研究的实验室试验(VDRL)、蛋白测定、白细胞计数等。

【预防】

1.避免不洁性行为。

2.初次产前检查所有孕妇常规筛查梅毒,首次产检在孕3个月内,早发现、早治疗。

3.孕妇确诊患梅毒后建议转到传染病专科正规治疗。

4.查出梅毒妇女应治愈后再妊娠。

5.产检用物使用一次性用物,注意卫生,防止传播他人。

6.同时检查性伴侣,如有则也建议治疗。

【处理原则】

早诊断,早治疗,足疗程,正规治疗。治疗后定期随访。

1.首选青霉素治疗。

2.孕妇梅毒血清学检查阳性,如果曾接受过抗梅毒治疗,为保护胎儿,建议再次接受抗梅毒治疗。

3.新生儿出生后使用青霉素治疗。

【治疗】

所有孕妇在产前检查时都应该筛查梅毒,尤其是首次产检,并且最好在妊娠前三个月内筛查。若筛查出阳性立即用另外一种方法验证,如梅毒螺旋体试验阳性的孕妇,用非梅毒螺旋体试验来评价疗效。在梅毒高发区或高危孕妇妊娠晚期和临产前,应予以再次筛查。妊娠20周后出现死胎者均需筛查是否有梅毒。妊娠早期治疗可避免胎儿感染,妊娠中晚期治疗,可使感染胎儿在出生前治愈。已接受正规治疗和随诊的梅毒孕妇,则无须再治疗。如果对上次治疗和随诊有疑问,或本次检查发现有梅毒活动征象者,应再接受一个疗程治疗。妊娠早期和晚期各应进行一个疗程治疗。对妊娠早期以后发现的梅毒,应争取完成两个疗程,中间最少间隔两周。

根据梅毒的病情分期,采用不同青霉素的治疗方案,必要时可增加疗程。

1.早期梅毒 用苄星青霉素240万单位单次肌内注射或普鲁卡因青霉素120万单位肌内注射,每日1次,连用10天。青霉素过敏者首选脱敏和脱敏后青霉素治疗。若脱敏无效,可用0.5g红霉素口服,每日4次,连续使用14天;或头孢曲松钠1g,肌内注射,每日1次,连续使用10~14天;或阿奇霉素2g一次顿服。红霉素及阿奇霉素皆无法通过胎盘,因此,新生儿应尽早抗梅毒治疗。四环霉素和多西环素都禁用于孕妇。

2.晚期或分期不明的梅毒 苄星青霉素240万单位肌内注射,每周1次,连用3周;或普鲁卡因青霉素120万单位肌内注射,每日1次,连用20日。青霉素过敏者,脱敏无效时用红霉素 0.5g 口服,每日 4 次,连用 30 日,注意事项同早期梅毒。

3.神经梅毒　青霉素 300 万～400 万单位,每 4h 一次静脉注射,连用 10～14 天;或普鲁卡因青霉素 60 万单位,每日 1 次肌内注射,加丙磺舒 0.5g 口服,每日 4 次,用 10～14 天。

4.先天梅毒　水剂青霉素每千克每天 5 万单位为首选,出生 7 天内每 12h 一次静脉滴注,出生 7 日后每 8h 一次静脉滴注,连用 10 天;或普鲁卡因青霉素每千克每天 5 万单位,每日一次肌内注射,连用 10 日。

5.产科处理　妊娠 24～26 周应注意超声筛查胎儿有无肝脾大、腹腔积液、胃肠道梗阻、胎儿生长受限、胎儿水肿及胎盘增大变厚等先天梅毒征象。若发现明显异常,常提示预后不良。若未发现明显异常,无须终止妊娠。用青霉素抗梅毒治疗时应注意监测和预防吉海反应(发热,胎动减少,子宫收缩,胎心监护示一过性晚期减速等)。妊娠合并梅毒的分娩方式应根据产科情况决定,不是剖宫产指征。分娩前曾规范治疗且治疗效果良好者,如能排除胎儿感染,可进行母乳喂养。

【健康教育】

1.梅毒知识普及教育　详细耐心告知孕妇梅毒的发病机制与防治常识,使孕妇认识到切断感染途径的重要性。充分尊重孕妇,帮助妊娠合并梅毒患者建立治愈的信心。促进夫妻共查共治,尽早进行正规治疗。

2.梅毒产妇产后随访　梅毒产妇产后继续传染病专科随访。告知患者治疗后随访的时间:第 1 年每 3 个月复查 1 次,后 2 年每 6 个月复查 1 次。如血清学复发或症状复发应及时再诊再治。若治疗后 6 个月血清滴度仍未下降到原来的 1/4,考虑治疗失败或再感染。治疗上除治疗剂量需加倍外,还建议脑脊液检查,以判断有无神经梅毒。一期梅毒大多数在 1 年内、二期梅毒在 2 年内血清学能转阴。少数晚期梅毒患者血清非螺旋体抗体的滴度低水平能保持 3 年以上,可判断为梅毒血清学固定。

3.新生儿随访

(1)采取床边隔离和(或)保护性隔离。

(2)使用青霉素治疗梅毒新生儿在出生后 10～15 天,并在出生第 2、4、6、9、12 个月时进行 RPR 的定量检查。而没有接受治疗的新生儿建议每月检查 1 次。若新生儿体检无异常发现,以下情况无须对新生儿再进行有关临床和实验室的检测,可选择单纯观察或苄星青霉素治疗:在分娩前 1 个月梅毒孕妇有正规治疗者,且治疗后抗体滴度降低到原来的 1/4 以下;母亲血清检查 VDRL≤1∶2 或 RPR≤1∶4 且得到恰当治疗者。如梅毒孕妇未规范治疗,建议其新生儿做长骨 X 线检查、血常规检查、脑脊液检查,并予苄星青霉素治疗。未治疗而血清阳性的新生儿,建议生后第 0、3、6 和 12 个月时随诊。驱梅治疗过的新生儿,定期观察抗体滴度下降情况。脑脊液异常者每 6 个月复查脑脊液。若治疗中断 1 天以上,则重新开始整个疗程。有症状梅毒新生儿,均建议眼科检查。

任务四　妊娠合并艾滋病患者的护理

【定义】

艾滋病是获得性免疫缺陷综合征（acquired immune deficiency syndrome，AIDS）的简称，病原体是人类免疫缺陷病毒（human immunodeficiency virus，HIV），包括 HIV1、HIV2。HIV 属于逆转录病毒，直径约 80～140nm，是由双脂质薄膜包裹的球形多面体，其表面蛋白为 gp120 及 gp41。目前世界上流行的艾滋病多由 HIV1 所致，HIV2 只在非洲的某些地区流行。HIV1 基因具有高度变异性，其分子机制主要在于参与 HIV 复制三个过程（逆转录、正链 DNA 合成和转录）的 RNA 聚合酶缺乏校正功能。艾滋病病毒在外界环境中生存能力很弱，加热到 56℃ 半小时即可灭活；常用消毒剂如 75% 酒精、3% 双氧水、84 消毒液、漂白粉、0.1% 福尔马林、0.2%～0.5% 次氯酸钠、1% 戊二醇与酒精混合液均能杀灭艾滋病病毒。但艾滋病病毒对 γ 射线和紫外线不敏感。

4-4　教学课件

【感染途径】

艾滋病患者及艾滋病病毒携带者的血液、精液、唾液、乳汁、泪液及尿液均具有传染性，为艾滋病的传染源。传播途径：①性传播为主要方式，约占 70%～80%，既可在同性间传播，也可在异性间传播；②经血液和血液制品传播，约占 5%～10%，如静脉输入毒品，使用公共的、污染的针管、针头造成血源污染，促使 HIV 感染；③母婴传播，约占 5%～10%，妇女在艾滋病患者中所占的比例逐年上升，妇女感染艾滋病病毒的危害不仅局限于患者本身，还可以危及下一代。病毒可通过胎盘传染给胎儿，或分娩时经产道传染给新生儿，受染婴儿一般在 1～2 周岁死亡；用感染者的器官组织、精液作供体，健康受体有被感染的可能性。

【艾滋病对妊娠的影响】

妊娠期间机体的免疫体系处于抑制状态，可能会加速 AIDS 的发生，约 45%～75% 的孕妇在产后 28～30 个月从无症状期发展到艾滋病。艾滋病最大的危害之一就是 HIV 阳性母亲分娩的婴儿 50% 以上可以通过宫内、分娩过程和产后哺乳期感染病毒，严重危害儿童健康。成人感染 HIV 后平均潜伏期是 10 年左右，并且在感染的头 3 年很少有人发展为艾滋病。经母婴传播感染 HIV 儿童的病程进展有两种类型：①约 10%～25% 的患儿在 2 年内发生严重免疫缺陷，并伴有生长发育迟缓和严重脑病，4 岁时死亡率接近 100%；②约 75%～90% 的患儿虽表现为艾滋病相关症状，但表现比较温和，进展缓慢，并可延续至青少年时期。

【临床表现】

从感染 HIV 到发展为艾滋病的潜伏期长短不一，短则几个月，长达 17 年，平均 10 年。

由于 HIV 感染后期常发生各种机会感染及恶性肿瘤,因此临床表现各种各样。我国在 1996 年 7 月 1 日起执行的《HIV/AIDS 诊断标准及处理原则》中将艾滋病分为 3 个阶段。

1.急性 HIV 感染期　部分患者在感染初期无临床症状,但大部分 HIV 感染后 6 日～6 周可出现急性症状。临床主要表现为:发热、乏力、咽痛、全身不适等上呼吸道感染症状;个别有头痛、皮疹、脑膜脑炎或急性多发性神经炎;颈、腋及枕部有肿大的淋巴结,类似传染性单核细胞增多症;肝脾大。上述症状可自行消退。约在感染 HIV 2～3 个月后出现 HIV 抗体阳性,95% 的感染者在 6 个月内出现 HIV 抗体阳性。从感染 HIV 至抗体形成的时期称为感染窗口期。窗口期 HIV 抗体检测阴性,但具有传染性。

2.症状　感染 HIV 后,临床常无症状及体征,血液中不易检出 HIV 抗原,但可以检测出 HIV 抗体。

3.临床表现　艾滋病临床表现为原因不明的免疫功能低下;持续不规则的低热超过 1 个月;原因不明的全身淋巴结肿大(淋巴结直径大于 1cm);慢性腹泻超过 4～5 次/日;3 个月内体重下降大于 10%;合并口腔念珠菌感染、卡氏肺囊虫肺炎、巨细胞病毒感染、弓形虫病、隐球菌脑膜炎、进展迅速的活动性肺结核、皮肤黏膜的 Kaposi 肉瘤、淋巴瘤等;中青年患者出现痴呆症。

【治疗】

目前,对艾滋病的治疗仍以抗病毒治疗为主,虽然科学家探索了疫苗与被动免疫、免疫调节疗法、物理疗法、基因治疗等方法,但尚未应用于临床。抗病毒治疗是防止 HIV 垂直传播的关键。孕期抗病毒治疗的目的是使血液中病毒量降至检出水平以下,将药物的副作用减至最低,另外应达到降低病毒垂直传播的目的,并应防止药物对胎儿生长的副作用。治疗原则:参照非妊娠患者,但应个体化。依据患者以前抗病毒治疗的情况、现在血液中病毒负荷量、CD_4 计数和本人的意愿选择用药。

【围分娩期的处理】

HIV 感染孕妇应采取尽可能降低母婴传播的分娩方式,许多临床研究发现对于产前未予抗病毒治疗或血病毒负荷过大的孕妇,在宫缩发动或破膜前选择性剖宫产能显著降低母婴传播。对于产前已进行正规抗病毒治疗的孕妇是否应行剖宫产目前尚有争议。HIV 感染孕妇行剖宫产易出现并发症,特别是严重免疫抑制者,最常见的并发症为感染和贫血。有人观察了 497 例 HIV 感染孕妇的不同分娩方式的并发症情况,发现剖宫产后子宫内膜炎和伤口感染的发生率明显高于阴道分娩,但其他并发症如肺炎、毒血症、深静脉栓塞、肾盂肾炎的发生率无明显差异。结果表明 HIV 阳性孕妇剖宫产后更易合并感染,但严重并发症较阴道分娩或一般剖宫产并无增加。预防措施包括术前诊断和治疗细菌性阴道病和其他阴道宫颈部位感染,纠正贫血及术前、术后抗生素治疗。经阴道分娩的 HIV 阳性孕妇在产程中应尽量避免胎儿宫内头皮监测,不主张人工破膜,会阴切开术也尽可能不用,以避免产程中母婴传播。

任务五　妊娠合并尖锐湿疣患者的护理

【定义】

尖锐湿疣(condyloma acuminatum,CA)是由人乳头瘤病毒(human papilloma virus,HPV)感染而引起鳞状上皮的疣状增生。尖锐湿疣常与多种性传播疾病同时存在。HPV 为环状双链的 DNA 病毒。发现有 40 多种 HPV 与生殖道感染有关,引起尖锐湿疣的主要有 HPV6 型和 HPV11 型。多个性伴侣、过早的性生活、吸烟、免疫力低下及性激素持续在高水平均为发病高危因素。

4-5　教学课件

【感染途径】

主要传播途径为性接触,也有间接传播可能。孕妇感染了 HPV,其新生儿可能被感染。其传播途径可能经胎盘、分娩中或出生后尚无定论,多认为胎儿通过产道时吞咽含 HPV 的羊水、血液或产道分泌物而导致感染。

【临床表现】

无症状或外阴灼痛、瘙痒及性生活后疼痛。初期发病灶为簇状或呈散在增生白色或粉色的小乳头,细腻、柔软与指状突起,增大后会融合成鸡冠或菜花状或桑甚状。多易在性交受损部位发生,如阴道前庭、阴唇后联合、尿道口、小阴唇内侧,可累及阴道内和宫颈及穹隆等部位。

【对胎儿及新生儿的影响】

妊娠期尖锐湿疣生长迅速,体积大、数目多、多形态、多区域、易碎质脆,经阴道生产时容易大出血。巨大尖锐湿疣疣体可堵塞整个产道。尖锐湿疣在妊娠期有垂直传播风险,罕见宫内感染。婴幼儿如感染 HPV6 型或 HPV11 型,可致呼吸道乳头状瘤,从而压迫气道影响呼吸。

【治疗】

产后尖锐湿疣部分可迅速缩小,甚至会自然消退。因此,妊娠期不必常规切除病灶。治疗的目的是缓解症状。外阴小病灶,用 80%～90%三氯醋酸液涂擦于患处,每周治疗一次。若疣大且有蒂,可物理治疗,如微波、激光、电灼、冷冻等。巨大疣体可直接手术切除,再局部药物涂抹治疗。妊娠期禁用足叶草酯液、咪喹莫特乳膏及干扰素针。剖宫产是否能预防婴幼儿呼吸道乳头状瘤的发生尚不明确。妊娠合并尖锐湿疣非剖宫产的指征。若病灶局限外阴,可阴道分娩。若广泛存在于阴道、外阴、宫颈,阴道分娩可发生软产道的深度裂伤而发生大出血或巨大病灶完全堵塞软产道,则应剖宫产。

任务六　妊娠合并非淋菌性尿道炎患者的护理

支原体(mycoplasma)是介于细菌和病毒之间的原核生物。迄今为止，从人类尿道分离到的可能与疾病相关的支原体有解脲支原体(UU)、人型支原体(MH)等 8 种。

4-6　教学课件

沙眼衣原体(chlamydia trachomatis,CT)是一类介于病毒和立克次体间，严格细胞内寄生的原核细胞型微生物。在发达国家，沙眼衣原体感染占性传播疾病的第一位。我国的沙眼衣原体感染率也在不断增加。沙眼衣原体有 15 个血清型，其中 8 个血清型(D~K)与泌尿生殖道感染有关，以 D、E、F 最常见。沙眼衣原体对热敏感，但在 −70℃ 可保存数年。沙眼衣原体主要感染柱状上皮及移行上皮而不向深层侵犯，可引起宫颈炎、子宫内膜炎、输卵管炎、盆腔炎，可导致不孕与输卵管妊娠。

【感染途径】

生殖道支原体、衣原体感染主要通过性接触传播。孕妇生殖道支原体、衣原体感染有两种形式：①新近活动型感染；②原有感染复发。值得注意的是孕妇支原体、衣原体感染能够波及胎儿，主要途径有：①宫内感染，母亲下生殖道的病原体可上行感染胎膜、胎盘及羊水，最后至胎儿，或经血流播散至胎盘而感染胎儿；②分娩时经产道感染；③出生后母婴接触传播。调查结果显示，支原体母婴传播的最主要途径是宫内感染，而衣原体则主要通过软产道感染。

【临床表现】

孕妇感染支原体后，多无特异性临床表现，多为隐性感染，亦可引起阴道炎、宫颈管炎，表现为白带增多，呈均质性，有鱼腥味。重庆某医院报道孕妇宫颈衣原体感染率为14％。孕妇感染衣原体后约 80％ 没有症状，10％ 左右表现为白带增多，呈脓性，检查见宫颈充血、水肿、糜烂等宫颈炎表现。

【对妊娠和新生儿的影响】

支原体经血行或上行感染引起绒毛膜羊膜炎，也可经胎盘感染胎儿，引起流产、早产、胎膜早破、死胎与低出生体重儿等，但对感染能否导致新生儿畸形目前尚无定论。不少报道称支原体是新生儿感染性疾病的主要病原体，可引起新生儿化脓性结膜炎、皮下肿胀、肺炎及脑膜炎等，尤其易发生于早产儿。20 世纪 90 年代中期国外学者发现胎膜早破、早产与孕妇阴道部解脲支原体(UU)感染相关联。同时，他们还发现低体重儿(low-birth weight infants, LBWI)或早产儿支气管肺发育不良(bronchopulmonary dysplasia,BPD)、慢性肺部疾病(chronic lung disease,CLD)与宫内 UU 感染相关，并从新生儿肺炎者的肺部分泌物、肺组织、胸腔液、血或脐血中，以及新生儿脑膜脑炎、脑室内出血(intraventricular hemorrhage,IVH)及脑积水者的脑脊液中分离到 UU。国内学者证明胎盘 UU 感染者之新生儿出生体重较对照组低 500g。UU 已是炎性胎盘和低体重儿咽部最常分离到的微生物。国内尚缺乏 UU 感染与新生儿疾病之间关系深入研究的报道。围产期人型支原体(MH)感染不仅可致胎膜早破、早产以及早产儿的 BPD、CLD 和脑膜脑炎,还可致产妇产褥热、剖宫产伤口感染。人们还从产后血肿、新生儿头皮血肿中分离到了 MH。CT 活动性感染的孕妇有发生胎膜早破、早产可能。除与此病原体有关外,还因为多数合并了支原体感染,后者产生了大量的磷脂酶,能够分解胎膜中的花生四烯酸产生前列腺素。前列腺素的释放及炎症反应,可能是导致早产和孕足月前胎膜早破的原因。CT 母婴垂直传播率为 55%。新生儿通过 CT 感染的软产道时,约有 50%~60%受染,最常受到侵犯的部位是眼结膜,此外还可扩散到鼻咽部、肺部等,其中约 27.3%的婴儿发生 CT 结膜炎,18.7%发生 CT 肺炎。有研究报道,有宫颈炎、盆腔炎的妇女宫颈 CT 阳性率达 52%(234/450),且感染率有上升趋势,其危害性在于大多数的感染孕妇没有任何自觉症状,如不及时诊治,不但可造成不孕、异位妊娠、早产、流产和死胎等,还可通过阴道或胎盘传播给胎儿,引起新生儿 CT 结膜炎(包涵体性结膜炎)和 CT 肺炎以及其他并发症,如 Reiter 综合征。

【诊断】

1. 支原体、衣原体分离培养　培养过程操作烦琐,但结果可靠,目前已不常用。

2. 血清学检查　常用酶联免疫吸附试验(ELISA 法)检测血液中支原体、衣原体特异性 IgM、IgG 抗体,此方法的敏感性及特异性均较高,是目前临床上常用的方法。此外,还可用免疫荧光法、斑点免疫结合试验等检测。

3. DNA 的检测　经 PCR 快速扩增法检测标本中支原体、衣原体 DNA,具有敏感性高、稳定可靠的特点,已经成为临床上快速诊断的重要手段。

【治疗】

孕妇患支原体感染,有症状者建议药物为阿奇霉素 1g 顿服,或阿莫西林 500mg 口服,一日 3 次,或红霉素 500mg/次,每日 4 次,连用 7 天。新生儿有支原体感染者,可用乙酰红霉素 30mg/(kg·d),分 2~3 次服用,连续两周为一疗程。关于孕妇分娩方式的选择,据梅少芬的研究结果,新生儿感染支原体主要为宫内感染,产道不是新生儿感染的主要途径。所以,支原体感染的孕妇,如无其他指征,应尽量经阴道分娩。

CT 感染孕妇治疗药物同支原体感染。氨苄西林及克林霉素适用于不能耐受红霉素的孕妇。孕期禁用四环素、多西环素及氧氟沙星。以上均应在停药后的第 7 天复查 CT。新生儿衣原体结膜炎者应用红霉素软膏治疗,但最好是全身用药,可防止衣原体进一步感染耳或肺部。该病易反复发作,症状不消失多半是与有传染性的对象保持性接触有关。从流行病学角度来说,强调配偶或性伴侣的同时彻底治疗是十分必要的。由于衣原体宫内感染少见,所以对孕晚期有宫颈炎的患者,应加强监测,检出 CT 者于妊娠 34~38 周用上述方法进行治疗是预防新生儿感染和减少产褥期发病率的有效手段。

项目五　助产专业新技术

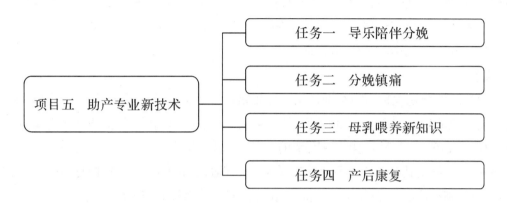

项目五　助产专业新技术 ──
- 任务一　导乐陪伴分娩
- 任务二　分娩镇痛
- 任务三　母乳喂养新知识
- 任务四　产后康复

【情境描述】

患者,女,29岁,1-0-0-1,5年前顺产1胎,未上环,因"3年前出现间断打喷嚏漏尿,症状加重3天"来院检查。患者平素月经间隔28～30天不等,行经3～7天。无尿频、尿急、便秘、腹痛腹胀、外阴瘙痒及其他不适,既往否认其他疾病病史,无药物过敏史。

护理检查:外阴阴道无异常充血,阴道通畅,阴道前壁膨出1.5;宫颈肥大而光滑。子宫正常大小,双附件内诊未发现明显异常。盆底肌收缩力3⁻级,双髂尾肌压痛明显,有放射痛,双耻尾肌与闭孔内肌轻压痛。

辅助检查:本医院检查盆底三维彩色B超:最大Valsalva动作后状态下,尿道内口未见V形扩张。静息状态下及运动后,提肌肌纤维未见连续中断,提肌裂孔基本对称,本次检查能完成有效的Valsalva动作。

B超检查:1.目前膀胱颈活动度明显增加,膀胱后壁膨出(最大Valsalva动作后,尿道内张,膀胱后角开放,尿道旋转角增大)。2.子宫脱垂。3.会阴体过度活动考虑。

诊断:1.宫腔内高回声-内膜息肉;2.盆底松弛可能。

治疗:1.电刺激(盆底痛)加腹式呼吸加凯格尔运动。2.建议用3次左右盆底痛手法治疗。

任务一　导乐陪伴分娩

生殖健康是 20 世纪 90 年代国际上提出的新概念。妊娠、分娩虽然是正常的生理过程,但也常有各种危险因素威胁母亲的生命与健康。因此,保证母亲安全是妇女生殖健康的核心。生殖健康要求我们转变产时服务模式,为孕产妇提供更优质的服务。为了更好地保护、促进和支持自然分娩,导乐陪伴分娩应运而生。

5-1　教学课件

【定义】

导乐陪伴分娩也称为精神助产法。导乐陪伴分娩是指由一个有生育经验和(或)产科专业知识的妇女在产前、产时及产后陪伴产妇,特别是整个分娩过程中持续地给产妇以生理上、心理上与感情上的支持、帮助与鼓励,以其温柔的态度、热情的关心与丰富的经验,成为产妇及其亲属的帮手,使产妇在轻松、舒适、安静的环境下,不断地得到支持与鼓舞,从而充满自信心,发挥出自己的潜能,配合产科工作者顺利完成分娩过程。

【内容与方法】

1. 导乐人员应具备的素质

(1)导乐人员的组成与素质　①以人为本,尊重服务对象,高质量完成全产程陪伴工作。②应富有爱心、同情心和责任心,善待孕产妇及胎婴儿。③具备良好的人际交往技能,努力做到轻声细语,动作轻柔,态度和蔼,给人以亲切感、信赖感。④具备良好的心理素质,热情、勤奋,具有支持和帮助产妇度过难以忍受的痛苦的能力及具有临危不惧的能力。⑤具有丰富的观察产程的经验,善于发现问题,能及时提出解决问题的办法,能与产科医护人员密切配合,能够全身心地投入助产工作。⑥对以人为本的现代化产时服务模式有正确的认识,坚持做到人性化服务。

(2)导乐人员还要接受并通过专门的培训。培训导乐人员时,理论知识包括:①母亲在孕期、产时、产后早期的基本生理、心理和感情方面的变化。②分娩基本知识,医院常用的医疗程序。③人际交流技巧、移情训练及支持技巧等。

2. 导乐陪伴分娩的基本做法

(1)导乐应遵循的守则　①认识到自己的主要任务。帮助产妇在产程中能最好地发挥她内在的力量来完成分娩过程;要通过目光和语言来显示自己对产妇的信心。②要持续地给产妇以支持、鼓励。③随时准备使用目光、语言和抚摸等来帮助产妇。要给产妇全部的、不分散的注意力;自己亦要保持平静和放松,使产妇感到舒适、安全。④注意产妇和丈夫的需要,尽量予以满足。⑤熟悉产房的环境、设备和人员,遵守医院的规则。

(2)导乐陪伴分娩的具体实施

1)持续心理护理 ①解除患者恐惧、焦虑心理:孕妇在分娩期都存在不同程度的恐惧心理。分娩时受产程时间长及宫缩痛的影响,孕妇存在一定的焦虑反应。助产士应针对孕妇这些心理反应,帮助孕妇在产程中能充分发挥她内在的力量完成分娩。②让产妇掌握产时情况:在产程中做任何检查和处理,都向产妇及家属解释其作用、目的和必要性,让产妇和家属了解产程进展中胎心、宫缩、宫口扩张情况等,从而积极配合助产士。及时报告产程进展情况,不断激励产妇,让产妇主动掌握情况。

2)密切观察产程 ①监测胎心和宫缩情况:对进入待产室的每一位产妇,动态地监测胎心和宫缩的变化,减少因胎心监护的假阳性而影响临床判断。②阴道指检:进入活跃期后,每1h检查1次,了解宫口扩张及先露部下降情况,及时描绘产程图,严格按照产程时限处理产程。③观察破膜情况:一旦破膜,应立即听取胎心音并观察羊水性质、颜色和流水量,如胎头未衔接应绝对卧床休息,必要时抬高床尾以防脐带脱垂的发生。如羊水浑浊,及时报告医师处理。破膜后应立即检查,了解先露下降情况及宫口扩张情况,并密切观察胎心音。④观察生命体征情况:每1～2h测量1次脉搏、呼吸和血压;每4h测量体温1次。⑤指导排尿:指导产妇每1～2h排尿1次,以免膀胱过度充盈妨碍子宫收缩及胎头下降。

3)实施减痛分娩 分娩时阵痛是剧烈的,有的产妇甚至认为是不可忍受的,因为害怕疼痛而要求手术,增加了"社会因素"导致的剖宫产率。助产士应充分运用各种护理手段尽可能减轻产痛,从而降低剖宫产率。①指导放松技术:创造相对轻松的环境,播放轻松舒缓的音乐,播放风景优美或活泼婴儿的画面。告诉产妇阵痛是正常的,不要害怕,宫缩时指导产妇听音乐看电视,不要想已痛多久还要痛多久,同时采取拉玛泽呼吸法。助产士可按摩产妇腰骶部或用双手指由两肋向腹正中轻轻抚摸,以减轻产痛。②选择分娩镇痛:根据个人自愿原则,可由麻醉医师实施椎管内麻醉镇痛术。

4)健康教育 ①饮食指导:指导产妇少量多餐进食高热量、易消化相对清淡的饮食。可适当进食有助于恢复体力的功能性饮料。②指导产妇正确运用产力:宫口开全后鼓励、指导产妇配合宫缩正确运用屏气法以增加腹压。③卫生及母乳喂养知识宣教。

5)生活护理及基础护理 阵痛剧烈时产妇常不能自行饮食,助产士要为产妇喂饭、喂水,鼓励多进食。产妇需去厕所时,要搀扶陪同,以增加产妇安全感。临产产妇因阵痛消耗多而大量出汗,助产士要及时为产妇擦汗、更换湿衣服,避免着凉。

【评价与建议】

1.对导乐陪伴分娩的评价 "导乐"的出现,是时代的需要,市场的需求。随着经济的发展,到医院就诊者已不再满足于医治身体上的疾病,更要求得到全方位的服务和个性化的服务。产妇也一样,不但要求医护人员帮助其分娩,还希望医护人员尊重其个性特点,得到不同于他人的个性化服务,使分娩过程更为安全,更为顺利,尽量避免不必要的医疗辅助手段的损害。这些要求按现有的分娩模式是难以满足的。所以,导乐陪伴分娩从市场需求角度来讲,具有很大的市场潜力,是值得推广的辅助分娩方式。

2.推广导乐陪伴分娩的建议

(1)加强产前教育是推广导乐陪伴分娩的有效途径。产前教育内容包括正确介绍分娩的自然过程及剖宫产的弊端;提供获得导乐陪伴分娩的途径;帮助产妇树立起自然分娩的信心。有条件的医院可安排导乐陪伴人员在临产期前与孕妇进行沟通联系,可较早建立起相互信任关系,尽早对产妇进行科学指导,为迎接分娩做好心理准备。

(2)医院是导乐陪伴分娩的执行机构,应树立"以人为本"的服务理念,建立以产妇为中心的产科服务新模式,努力提供优质服务,建立温馨、安全、舒适的家庭化产房,提供有责任心的接受过培训的专职导乐人员等。

(3)产科医师与助产士应该不断提高自身素质,不断学习新知识和新技术,以提高专业技术水平,为产妇提供多样化、人性化的优质服务。更要专心守护产程,具有善于及时发现问题、正确解决问题的能力(如能具备一定的化难产为顺产的能力更好),使每个产妇顺利、平安完成分娩。

总之,导乐陪伴分娩是实现人性化、个性化服务,促进产时服务模式转变的一项新技术。开展导乐陪伴分娩能做到保护、促进和支持自然分娩,有利于提高产时服务质量,保障母婴心理、生理健康和安全,值得推广应用。

5-2 拉玛泽呼吸法
教学视频

任务二　分娩镇痛

【定义】

分娩镇痛是指在自然生理分娩过程中,采用一系列药物或非药物手段减轻产妇分娩痛苦的手段。

5-3　教学课件

【分娩疼痛的因素】

1.身体因素　产妇的年龄、产次和身体条件,与分娩时宫颈口的大小、胎儿大小和产道条件等因素相互作用,决定着分娩痛的程度和持续时间。年轻产妇经历产痛时表现出更多的忧虑,而40岁以上的产妇能耐受更长和更严重的产痛。

2.心理因素　产妇在分娩时的心理状态、对分娩方式选择的态度和情绪均影响着分娩痛的程度。生产时的恐惧、忧虑和担心均可增加产痛程度。因此,产程中由产妇的丈夫陪伴待产,给予妻子精神上的安慰和支持,可有效缓解产痛。同样,加强产前教育,发放分娩知识教育材料也可起到产妇分娩时分散疼痛注意力的作用。

3.文化和种族因素　文化和种族因素被认为是影响分娩痛的一个重要因素。

【分娩疼痛的特点】

分娩疼痛的特点是疼痛随着子宫收缩的开始而开始并逐渐加剧,随着分娩完成而自行缓解。

各产程疼痛特点如下:

1.第一产程　疼痛主要来自子宫收缩和宫颈及子宫下段的扩张。疼痛部位主要发生在下腹部和腰部,可沿子宫及阴道痛觉感受器,经盆底内脏神经传入大脑,形成"内脏痛"。特点为范围弥散不定,疼痛部位不确切。随着产程的进展,疼痛明显加剧,在宫颈扩张到7～8cm时最为剧烈。

2.第二产程　来自宫颈扩张的分娩疼痛逐渐减轻而代之以不自主的排便感。宫缩时先露部紧紧压迫骨盆底部组织,产生反射性的肛提肌收缩和肛提肌、会阴拉长及阴道扩张而产生疼痛,上传到大脑,形成"躯体痛"。特点为疼痛部位确切,集中在阴道、直肠与会阴,性质为刀割样锐痛。

3.第三产程　子宫容积缩小,宫内压下降,会阴部牵拉消失,产妇感到突然松懈,产痛明显减轻。

【分娩疼痛对母婴的影响】

大量临床资料发现,分娩时的剧烈疼痛除了有助于产科医师判断产程进展程度的优点外,对产妇和胎儿无任何益处。其所产生的一系列体内的精神内分泌反应可引起胎儿和母亲的一系列病理生理变化(表5-2-1)。

表 5-2-1　胎儿和母亲的病理生理变化

生理作用	对产妇的影响	对胎儿的影响
基础代谢率增加	氧需增加	胎儿氧合减少
氧需增加,过度通气	呼吸性酸中毒、脱水、间歇性呼吸停顿和低氧血症	氧合减少
心动过速,血压升高	有严重心血管疾病者可致心血管失代偿(尤其是高龄产妇)	胎盘血流减少,胎儿酸中毒
高糖血症,血脂肪酸增加	酮体增加、酸中毒	胎儿酸中毒
儿茶酚胺增加以及促肾上腺皮质激素(ACTH)、抗利尿激素	血管收缩和心血管负荷过大、氧耗增加、子宫收缩受影响	胎盘血流减少,胎儿酸中毒
代谢性酸中毒加剧(低氧血症、脱水)	代谢性酸中毒	胎儿酸中毒
儿茶酚胺引起胃泌素增加	胃内容物滞留、胃内酸增加导致恶心呕吐	胎儿酸中毒
心理影响	焦虑、恐惧、喊叫、不合作	胎儿酸中毒

【缓解分娩疼痛的益处】

研究表明,硬膜外镇痛通过阻断伤害刺激的传入和交感神经的传出,可有效减少儿茶酚胺、β-内啡肽、ACTH 和皮质醇的释放,从而降低产妇的应激反应,并减少由疼痛引起的心排血量增加和血压升高,减少产妇不必要的耗氧量和能量消耗,防止母婴代谢性酸中毒的发生。有效的分娩镇痛可避免子宫胎盘的血流量减少,改善胎儿的氧合供应,增加顺产的概率。

【分娩镇痛模式的选择】

分娩镇痛方法有许多,主要分为两大类:非药物性镇痛法和药物性镇痛法。医院应提供尽可能多样的分娩镇痛技术,包括各种非药物性的分娩镇痛方法,产妇可根据对分娩镇痛知识的了解程度、对产痛的感觉程度、产程进展程度及经济承受程度等因素,自主选择分娩镇痛方法。

1.非药物性分娩镇痛法

(1)精神安慰分娩镇痛法(心理疗法) 在临床实践中发现,分娩疼痛除了机体生理产生疼痛的因素外,还与产妇的精神、心理状态密切相关,如恐惧、焦虑、疲惫、缺乏自信及周围环境的不良刺激等因素都能增加产妇痛感。此镇痛法包括:①产前教育:纠正"分娩必痛"的错误观念。②锻炼助产动作:腹式呼吸、按摩。③照顾与支持:家庭式分娩、陪产等。④"导乐"式分娩法:由一名有过自然分娩经历的女性陪伴并指导正在分娩的产妇。有研究证实精神安慰分娩镇痛法可降低10%的产痛,并可减少镇痛药物的使用量。

(2)经皮电神经刺激仪 将两个电极板放置产妇的背部第 10 胸椎至第 1 腰椎的位置,以 40~80Hz 的频率,5~40mA 强度的电刺激进行镇痛。还可以通过提高痛阈,暗示及分散疼痛注意力的作用原理缓解产痛。经皮电神经刺激仪除了对胎心监护有干扰的缺点外无任何不良反应,但其镇痛有效率仅为 25%。

(3)水中分娩 即产妇于第一产程及第二产程的前期坐于盛有温水的浴盆中,靠温水和水的浮力缓解产痛;但镇痛效果不确切。

总之,非药物性分娩镇痛的优点是对产程和胎儿无影响,但镇痛效果差或不确切,只适用于轻度、中度分娩疼痛的产妇,可推迟其他镇痛措施的使用时间或作为药物性镇痛的辅助方法。

2.椎管内神经阻滞法 椎管内神经阻滞含硬膜外阻滞和蛛网膜下隙阻滞 2 种方法,前者还包括骶管阻滞。硬膜外阻滞麻醉为手术区域阻滞麻醉的主要方法。其优点是:①镇痛效果好,可做到全无痛,尤其适合于有重度产痛的产妇;②产妇清醒,可进食,进水,可参与产程的全过程;③几乎无运动神经阻滞,产妇可下地行走;④可以灵活地满足产钳和剖宫产的麻醉需要,为及早结束产程争取了时间;⑤随着新的给药形式[腰麻-硬膜外联合阻滞镇痛(combined spinal-epidural analgesia,CSEA)]和产妇自控硬膜外镇痛(patient controlled epidural analgesia,PCEA)技术及新的药物[罗哌卡因(ropivacaine)]

的出现,提高了分娩镇痛技术的质量,对母婴和产程几乎无任何影响。但缺点为:①技术含量高,需要由掌握麻醉专业技能的麻醉科医师来操作,也就是说给药不简便;②有技术风险,仍有 3‰ 的镇痛失败率;③若镇痛药物剂量和浓度选择不当,对运动阻滞、产程及母婴产生不良影响。"可行走的硬膜外镇痛"(walking epidural analgesia,WEA),即运动阻滞最小的硬膜外镇痛。它可以减轻运动阻滞的程度,使产妇在产程早期能下床活动,提高产妇的满意度,并减少了器械助产的机会。其优点在于更自然,提高了产妇的自控能力和自信心,产妇可活动下肢,减少了置入尿管的机会及护理的负担。直立位可缓解疼痛,缩短产程,自然分娩率增高。但由于担心低血压、头晕导致产妇摔倒,因此直立行走时注意检查产妇下肢活动能力,产妇行走应有人陪伴。

(1)硬膜外阻滞术

1)穿刺标志及产妇体位　硬膜外麻醉的解剖学标志与腰麻一样,即左右两髂嵴的连线,横过第 4 或第 4～5 腰椎间隙。

2)器械准备　硬膜外阻滞操作前,必须做好如下器械准备:打开麻醉机,备齐并检查抢救设备;连接生命体征监护仪;准备好局麻药物和分娩镇痛中可能使用的药物;备好合格的一次性麻醉包。

3)扩容　硬膜外镇痛的产妇,在阻滞前常规用 20～22 号套管开放静脉,快速扩容,在 30min 内可输入复方林格液或其他溶液 500mL。扩容有助于预防硬膜外镇痛时因广泛的交感神经阻滞而引起的低血压,还能持续静脉输液。保留静脉通道以便补液和静脉给予缩宫素等各种抢救药物。

4)操作方法　硬膜外阻滞必须严格按无菌法进行操作。可选用 L3,L2 或 L1 间隙穿刺,通常以 L2～L3 间隙最合适。穿刺点皮肤用 2% 普鲁卡因 2mL 和麻黄素 15mg 做局部浸润麻醉。用 16# 或 18# Tuohy 硬膜外针垂直皮肤进针可依次进入皮肤层、皮下组织、棘上韧带与黄韧带,即可达硬膜外腔。当判断针尖确在硬膜外间隙时,向产妇头侧方向置入一根特制的带有刻度的硬膜外导管,置管深度以 3～5cm 为宜。将硬膜外导管远端接在导管接口(加药器)上,抽吸无脑脊液和血液,即可判断置管成功。如果抽吸有血性体液回流,可能是误入了硬膜外腔的静脉丛。为了避免大量局麻药进入血管,可适当退出少许,如退到 2～3cm 仍有回血,应变换间隙重新操作。硬膜外穿刺针拔除后,将硬膜外导管认真固定,让产妇躺舒适体位,将子宫推向左侧。通常取半卧半坐位,留置楔形垫,垫高右臀,使子宫左移。监测各种生命特征,特别对血压、镇痛平面等应仔细监测。

5)试剂用量　Doglitti 于 1933 年提出硬膜外阻滞的试验剂量为硬膜外标准镇痛与麻醉的必要剂量。Moore 和 Batra 推荐在硬膜外阻滞前给 3mL 局麻药(内含 1∶20 万肾上腺素)作为试验剂量。肾上腺素有使心率增快的作用,若无意中将它直接注入硬膜外静脉,可能引起血压升高等不良反应,需密切观察。

6)局麻药误入蛛网膜下隙,将出现感觉消失(sensory analgesia)的现象。1.5% 利多卡因 3mL(含 1：20 万肾上腺素)是最有效的硬膜外分娩镇痛的试验剂量用药。如果 3mL 误入蛛网膜下隙，会产生感觉阻滞现象，但由于剂量小，不致产生高平面阻滞。

(2)硬膜外分娩镇痛药物的新进展

1)硬膜外局麻药物的新进展　现常用局麻药为布比卡因和罗哌卡因，它们应为硬膜外分娩镇痛的首选药物。布比卡因易使运动神经阻滞，故孕妇需卧床，而且可能对产程起到抑制作用，从而增加剖宫产的发生率。但分娩期间适当的活动有助于宫颈扩张、促进产程、缓解腰痛等，故是否使用镇痛药存在争议。近年来一种新的局麻药——罗哌卡因的出现，使分娩镇痛再次成为研究热点。罗哌卡因是一种有广泛应用前景的局麻药，有望取代布比卡因，其具有阻滞时间长、麻醉效果满意、中枢神经系统及心脏毒性小等优点，其低浓度时显示的明显感觉与运动神经阻滞分离现象，为分娩镇痛的发展揭开了新的序幕。

2)硬膜外分娩镇痛中阿片类药物的应用　硬膜外腔应用阿片类镇痛药可以减少 25％的局麻药用量。硬膜外腔给予阿片类药物用于产科镇痛不引起运动神经阻滞，无低血压发生等优点。分娩疼痛是生理性疼痛，其疼痛性质有别于病理性疼痛。单次硬膜外给予低浓度的局麻药和阿片类药物即可达到较好的镇痛效果。由于分娩镇痛具有较大的差异性(表现在个体间不同的疼痛程度、疼痛部位及产程长短等)，因此间断给药有较好的可控性。间断给药产生的"峰谷效应"，在产程中表现为"真实"的连续硬膜外镇痛作用，适用于产程短的镇痛，降低了分娩镇痛材料的消耗，若不把麻醉科医师的劳动价值计入成本的话，腰部硬膜外间断注药法是最经济的分娩镇痛法。此法可成为经济欠发达地区医院首选分娩镇痛法。

产科的镇痛目标是选择性镇痛，既要达到对神经肌肉组织最小的阻滞目的，又要对产程及母婴影响最少。因此，选用合适的硬膜外局麻药物成为分娩镇痛成功的关键。从目前使用的局麻药中选择应用于硬膜外分娩镇痛的首选药物为布比卡因和罗哌卡因，因其具有感觉运动阻滞分离、镇痛时间长、局麻药物毒性低和通过胎盘剂量比其他局麻药物少的特性。目前更倾向于低浓度局麻药和阿片类药物的联合使用。硬膜外首次负荷剂量的多少，很大程度上取决于不同产妇产痛的程度、宫颈口的扩张程度、镇痛药效持续时间和产程进展情况。常见正常开始分娩镇痛的时间为产妇宫口开 3cm，即进入老产程标准的活跃期。这时，产痛加剧可达到中等以上程度(VAS 评分 6～9 分)(新产程以宫口开 6cm 为活跃期)。

(3)硬膜外持续输注分娩镇痛的优点

1)更稳定的感觉镇痛平面　通过硬膜外持续输注局麻药物，可保持产程中镇痛质量的稳定性，更会避免镇痛作用的半途消失，尤其适用于繁忙的产科，由于麻醉医生人手不足而可能出现单次硬膜外注射时无法及时继续给药而导致镇痛效果消失的情况。

2)产妇更安全　硬膜外持续输注可有效减少交感神经阻滞平面的变动，减少局麻药的毒性反应。硬膜外导管误入硬膜外隙的静脉可使局麻药缓慢注入血管,但很少出现全身毒性反应,其原因可能为注药缓慢。随着麻醉镇痛平面的消退及产妇主诉镇痛效果较前减退,硬膜外导管回抽有鲜血,便有助于及时判断硬膜外导管是否误入血管,并及时予以处理。减少腰麻平面的急剧上升,万一硬膜外导管由于位置的变化而刺破蛛网膜,持续输注低浓度的局麻药使腰麻平面缓慢上升,而不会像单次大剂量注射局麻药而出现的高平面阻滞。

3)维护了产妇的自尊。

4)减少了产妇的焦虑。

5)由于产妇自控镇痛,对药物剂量过大或不足的抱怨减少。

6)分娩过程中可灵活掌握感觉阻滞的平面。

7)减轻了医务人员的工作负担。

(4)硬膜外持续输注分娩镇痛的缺点

1)对不愿接受或不理解此技术的产妇镇痛往往失败。

2)医务人员不熟悉此技术或不熟悉镇痛泵的设定,也可使镇痛失败。

3)镇痛泵故障,如程序错误可使镇痛失败或产生毒性反应。

4)感觉平面阻滞不足或过广。

5)容易忽略对产妇的观察。

6)镇痛泵的价格较高。

多数研究者在间断或持续硬膜外给药均采用低浓度的局麻药与阿片类药物混合液,以便达到最佳镇痛效果和最大限度的安全,减少不良反应。

2.腰麻-硬膜外联合阻滞镇痛(CSEA)　主要广泛应用于妇科开腹手术的麻醉、剖宫产的麻醉、下肢及会阴部手术的麻醉。

(1)CSEA 在产科镇痛上的优势　其优点为起效迅速,镇痛完善,安全性高;用药量少,对胎儿影响小;灵活性强,产程中可允许产妇行走;对于经产妇或初产妇宫口>8cm者,蛛网膜下隙可迅速缓解分娩活跃期的疼痛。

(2)穿刺针的改进　国产腰穿针粗为 22 号,且针尖是斜面式,因此穿刺时是切割硬脊膜纤维,致使脑脊液渗漏至硬膜外隙而引起产后头痛,其发生率高达 5.4%～26.0%。改进后现在应用的硬膜外穿刺针称为 Weiss 硬膜外穿刺针。改进的针尖设计使进针的手感更明显,与 Whitacre 腰穿针精确配合,使之在同一条直线上,腰麻针易顺利通过,并减少腰麻针的偏差,提高穿刺成功率。Weiss 硬膜外穿刺针上有刻度帮助确定进针深度。腰穿针的改进,成为腰麻-硬膜外联合阻滞技术发展的标志。但由于 Whitacre 腰穿针针体太细,易折断,不宜单独用此针直接进行蛛网膜下隙阻滞操作,必须通过 Weiss 硬膜外穿针作为引导针。

（3）操作方法　宫口开至 3cm（经产妇 2cm）时，产妇取侧卧位，采用腰麻硬膜外联合麻醉包严格按无菌操作，可选用间隙穿刺，通常 L2～L3 间隙最合适。穿刺点局部浸润麻醉。用 Weiss 硬膜外穿刺针垂直皮肤进针，依次突破进入皮肤层、皮下组织、棘上韧带与黄韧带，即可达硬膜外隙。然后，将 Whitacre 腰麻针通过 Weiss 硬膜外穿刺针缓慢直刺，遇有突破感，拔除腰麻针的管芯，即可见脑脊液缓慢流出。左手固定住腰麻针的针柄，右手持注射器注入镇痛药物，注药完毕，将注射器及腰麻针一并拔出，再向头侧置入硬膜外导管 4cm，用胶布固定好硬膜外导管。

（4）注药方法　蛛网膜下隙可注射以布比卡因和罗哌卡因为代表的局麻药物，也可注射以芬太尼或舒芬太尼为代表的阿片类药物，还可注射局麻药和阿片类药物的混合液。

1）操作技术　采用一次性无菌连续腰麻穿刺包，操作体位和皮肤消毒同腰麻—硬膜外联合阻滞镇痛的操作。取 L2～L3（或 L3～L4）间隙，用导针垂直皮肤一次性刺破皮肤层、皮下组织层及棘上韧带层，再用一根 24G 或 28G 笔尖式带侧孔的 Sprotte 腰穿刺针直入蛛网膜下隙，见脑脊液自动流出，即可将 32G 的微细导管置入蛛网膜下隙 1～2cm 后，将导针及腰穿针一并拔出，固定腰麻导管方法与硬膜外导管相同。

2）镇痛药物　在宫口开至 3cm 时，首次从连续腰麻的微细导管注射 0.2％罗哌卡因 2～3mg 或 0.125％～0.25％布比卡因 1.25～2.5mg 或芬太尼 10～25μg 或舒芬太尼 5～10μg，并按所需浓度稀释后可根据产程进展情况追加首次剂量的 1/3～1/2，直至产程结束。

3）监测　蛛网膜下隙注药前应准备麻醉抢救及监护设备，并事先将心电图、无创血压及氧饱和度与产妇连接，开放静脉通路。蛛网膜下隙注药后继续监测血压，若出现仰卧低血压综合征（supine hypotension syndrome）必须将产妇改为左侧卧位，加快输液，必要时需静脉给予麻黄素 5～10mg。

3. 骶管阻滞　骶管阻滞是经骶裂孔穿刺，注局麻药。于骶管腔已阻滞骶脊神经，是硬膜外阻滞的一种方法。操作定位：骶裂孔和骶角是骶管穿刺点的重要解剖标志。先摸清尾骨尖，沿中线向头方向摸至 4cm 处，可触及一个有弹性的凹陷，即为骶裂孔，在孔的两旁可触到蚕豆大小的骨质隆起，此为骶角。两骶角连线的中点，即为穿刺点。髂后上棘连线在第二骶椎平面，是硬脊膜囊的终止部位，骶管穿刺针如果越过此连线，即有误穿蛛网膜下隙而发生全脊麻的危险。

4. 椎管内阻滞镇痛法的安全性

（1）对母婴的影响　绝大多数研究证实硬膜外镇痛或腰麻-硬膜外联合阻滞镇痛用于分娩镇痛是安全有效的，并会对母婴产生有益的影响。有的研究着重于胎盘-胎儿内分泌功能，表明分娩镇痛可降低产妇外周血皮质醇激素，由此减轻了产妇分娩的应激反应,而镇痛后产妇脐血和羊水中的皮质醇浓度并没有改变。同时也证明雌/孕激素、血浆前列腺素(PG)以及 IL-1 的分泌并没有因为分娩镇痛而受到影响。CSEA 分娩镇痛后可使一氧化氮水平升高,有利于产妇血流动力学稳定。

(2)CSEA 的不良反应　CSEA 与普通硬膜外麻醉技术同样安全,但可能在少数产妇中发生不良反应及并发症,包括皮肤瘙痒、恶心、呕吐、低血压、尿潴留、胎心过缓、产妇呼吸抑制和腰麻后头痛(postdural puncture headache,PDPH)等。蛛网膜下隙使用阿片类药物使子宫张力增加并可导致胎儿心动过缓,这可能与阿片类药物能降低母体儿茶酚胺浓度有关。有一篇论文报道,2 例硬膜外分娩镇痛的产妇在产程中出现高热。在国外的临床研究中早有发现,椎管内阻滞分娩镇痛的产妇体温常升到 38℃以上,初产妇发生率为 19%,经产妇发生率为 1%,发生原因不清,推测可能原因为接受了分娩镇痛的产妇出现产程延长,导致宫内感染的可能性增加。另外,镇痛引起的应激内分泌与免疫平衡被打破,也可能导致发热。需要产科医师密切观察产程及胎心变化,若发现产妇体温升高或怀疑宫内感染时,应采取相应措施加以解决。镇痛时机的选择通常认为进入活跃期宫口开至 3cm 以后,方可实施椎管内阻滞镇痛,过早镇痛有导致第一产程延长之顾虑,并会增加剖宫产的风险。不能像有些产妇未掌握指征,甚至宫口仅开 1~2cm 或一出现剧烈产痛,就强烈提出分娩镇痛要求。但如非要按照美国妇产学院(ACOG)2000年的临床指南的 4~5cm 才开始镇痛要求去做,由于镇痛时限过短,就使椎管内阻滞的分娩镇痛技术在一定程度上失去意义。国外一些文献已有陆续报道,并证实了潜伏期镇痛同活跃期镇痛一样均不延长产程,不增加缩宫素的使用量,也不增加剖宫产率。因此,在美国妇产学院(ACOG)2002 年的临床指南中又更正为"产妇不应等到宫口 4~5cm时再开始硬膜外镇痛"。

【在产程中药物镇痛的护理】

1.第一产程　优点为不仅使疼痛明显减轻,还能够保证产妇充分的休息和进食,为第二产程的分娩蓄积精力。缺点为有些产妇实施分娩镇痛后宫缩减弱,需要使用催产素加强宫缩。护理要点为观察子宫收缩、督促排尿、定时阴道检查、观察体温、宫口扩张和胎儿下降情况。

2.第二产程　优点为当宫口开 8cm 时关闭镇痛泵使产妇尽快恢复本体感觉(排便感),或以最小剂量保持第二产程无痛状态,使产道松弛。缺点为少数产妇会出现屏气用力动作无效和导致产后出血量增加。护理要点为观察子宫收缩、定时阴道检查、宫口扩张和胎儿下降情况。

3.第三产程　往往没有再用镇痛泵,建议仍以最小剂量保持第二产程无痛状态较为合适。护理要点为观察子宫收缩、子宫底部高低、阴道外露脐带与阴道流血和胎盘下降情况。

【知识库】

一、拉玛泽减痛分娩法

(一)什么是拉玛泽减痛分娩法

拉玛泽减痛分娩法最早是源于法国的一种分娩方法,由产科医生拉玛泽(Lamaze)先生于1952年发明的。

拉玛泽减痛分娩法也被称为心理预防式分娩准备法,指产妇经由刺激-反应的制约行为,在分娩前通过对神经肌肉控制、产前体操及呼吸技巧训练的学习过程,有效地让产妇在分娩时将注意力集中在对自己的呼吸控制上,从而转移疼痛,适度放松肌肉,充满信心地在产痛时保持镇定,以达到减轻疼痛,加快产程并让婴儿顺利出生的目的。

(二)拉玛泽减痛分娩法的原理

自然分娩是人类繁衍后代的正常生理过程,也是女性的一种本能。分娩理论指出:①分娩是一个正常、自然和健康的过程;②分娩的经历深深影响妇女及她们的家庭;③妇女们的内在智慧能引导她们度过分娩期;④妇女们对分娩的信心与能力会因医务人员的表现及分娩地点的客观因素而增强或减少;⑤妇女有权利选择不受常规医学的干扰而进行分娩;⑥分娩可以安全地在医院或家中进行;⑦分娩教育可以鼓励妇女们对健康保健作出选择,对自己的健康负责,并相信自己的内在智慧。

拉玛泽减痛分娩法的基本原理是以俄国当时非常出名的心理预防法为依据,认为人类的大脑能被训练去接受并分析一个给予的刺激,并选择如何反应。伊凡·彼德罗维奇·巴甫洛夫是俄国生理学家、心理学家、医师、高级神经活动学说的创始人、高级神经活动生理学的奠基人,是条件反射理论的建构者,也是传统心理学领域之外而对心理学发展影响最大的人物之一,曾荣获诺贝尔生理学或医学奖。条件反射是巴甫洛夫研究狗的消化腺分泌时意外发现的。用手术在狗的腮部唾液腺位置连接一导管,引出唾液,并用精密仪器记录唾液分泌的滴数。实验时给狗食物,并随时观察其唾液分泌情形。在此实验过程中,巴甫洛夫意外地发现,除食物之外,在食物出现之前的其他刺激(如送食物来的人员或其脚步声等),也会引起狗的唾液分泌。巴甫洛夫根据谢切诺夫的脑的反射理论,在1901年将狗对食物之外的无关刺激引起的唾液分泌现象,称为条件反射。所谓条件反射(conditioned reflex),是指在某种条件下,非食物的中性刺激也与食物刺激一样引起脑神经反射的现象。拉玛泽减痛分娩法就是运用巴甫洛夫的条件反射原理:当小狗看见食物时就会流口水,让铃声与食物同时出现,小狗听见铃声,没有食物也会流口水,推断出拉玛泽减痛分娩法的原理为阵痛时肌肉紧张产生疼痛,模拟阵痛训练放松技巧,在阵痛时主动放松达到减痛目的。

(三)拉玛泽减痛分娩法怎么做(动作分解)

拉玛泽减痛分娩法是一种帮助产妇在分娩过程中,尤其是第一产程中减轻生产痛楚的一种呼吸减痛法。不断地练习各种肌肉放松和呼吸技巧,可以减缓生产时的疼痛,帮助产妇克服心中的恐惧,轻松顺利地生产。

1.廓清式呼吸　即深呼吸,目的是使全身肌肉放松,体内氧与二氧化碳维持平衡。

2.缩紧与放松运动　紧缩左臂、握拳、伸直、抬高,放下左臂、放松。把紧缩的左臂想象成子宫收缩,要做到除了子宫之外的其余部分放松。

口令:廓清式呼吸、紧缩左臂、放松、廓清式呼吸。

练习:紧缩左臂、紧缩右臂、紧缩右腿、紧缩左腿、紧缩右臂右腿、紧缩左臂左腿、紧缩右臂左腿、紧缩左臂右腿。练习需在仰卧位时进行,检查由丈夫、家人或者助产士来完成。

3.拉玛泽呼吸法　拉玛泽呼吸法包括5个动作,即胸式呼吸、浅而慢加速呼吸、浅呼吸、憋气用力运动和吹蜡烛运动,产妇可以多加练习。在客厅地板上铺一条毯子或在床上练习,室内可以播放一些优美的胎教音乐,准妈妈可以选择盘腿而坐,在音乐声中,准妈妈首先让自己的身体完全放松,眼睛注视着同一点。

(1)胸式呼吸　使用时间为第一产程初始阶段,此阶段为子宫收缩初期,收缩程度较轻,每次收缩时间30～50s,间隔5～10min,此时官颈开口2～3cm。方法为:1)完全放松;2)眼睛注视一定点;3)由鼻孔吸气,嘴巴吐气,腹部保持放松;4)每分钟6～9次吸气及吐气,每次呼吸速度平稳,吸入及呼出保持均匀。口令为:1)收缩开始;2)廓清式呼吸;3)吸、二、三、四、吐、二、三、四(重复6～9次);4)廓清式呼吸;5)收缩结束。

(2)浅而慢加速呼吸　使用时间为第一产程加速阶段,此阶段是分娩中最久、最辛苦的阶段。子宫每2～4min收缩一次,每次约60s,子宫开口4～8cm。方法为:1)完全放松;2)眼睛注视一定点;3)由鼻子吸气,由口吐气;4)随子宫收缩之增强而加速呼吸,随子宫收缩减弱而减缓呼吸。口令为:1)收缩开始;2)廓清式呼吸;3)吸、二、三、四、吐、二、三、四、吸、二、三、吐、二、三、吸、二、吐、二、吸、吐、吸、吐、吸、吐、吸、二、吐、二、吸、二、三、吐、二、三、吸、二、三、四、吐、二、三、四;4)廓清式呼吸;5)收缩结束。

(3)浅的呼吸　使用时间为第一产程转变阶段,此期收缩强烈且频率高。子宫收缩时间为60～90s,每1～2min收缩一次,子宫开口8～10cm。方法为:1)完全放松;2)眼睛注视一定点;3)微张开嘴吸吐(发出"嘻嘻嘻"的声音);4)保持高位呼吸,在喉咙处发声;5)呼吸速度依子宫收缩程度调整;6)吸及吐的气量一样,以免换气过度;7)连续4～6个快速吸吐再大力吐气,重复至收缩结束。口令为:1)收缩开始;2)廓清式呼吸;3)嘻、嘻、嘻、嘻、吐;嘻、嘻、嘻、嘻、吐(为浅呼吸,停留在喉部);4)廓清式呼吸;5)收缩结束。

(4)憋气用力运动　使用时间为官颈口开全,此阶段胎儿随时会娩出,是最困难的时候。此阶段持续时间的长短决定于产妇是否会用力,因此要把握子宫收缩时用力,而子宫停止收缩时休息并完全放松,以便获得力量而奋斗。方法为:1)平躺床上,两膝屈曲,两腿分开,手握住床两边;2)大口吸气后憋住,往下用力;3)头略抬起向肚脐看,下巴往前缩;4)尽可能憋气20~30s,吐气后马上大口吸气再憋住往下用力,直到子宫收缩结束。口令为:1)收缩开始;2)廓清式呼吸;3)大口吸气、憋气、用力(从1数到10);大口吸气、憋气、用力(从1数到10);4)廓清式呼吸;5)收缩结束。

(5)吹蜡烛运动　使用时间为不能用力却又不由自主想要用力时。1)在宫颈未完全扩张而有强烈的便意感且想要用力,此时可用吹蜡烛运动,以避免造成宫颈水肿,延迟产程。2)当胎头娩出2/3时,为避免冲力太大造成会阴部撕裂伤,此时医护人员会告诉"不要用力"便可使用吹蜡烛运动。方法为以吹蜡烛方式快速呼吸。口令:不要用力——吹蜡烛。

面临产痛每一位产妇都会感到紧张、害怕并不知所措,很多人因此发生难产,或是损伤会阴部。其实,能否轻松而顺利生出宝宝,很多时候取决于分娩前所做的准备。如果在分娩前用心练习拉玛泽分娩法,即做助产体操、身体放松和呼吸技巧等练习,那么当产痛来临时会减轻痛苦,有助于宝贝轻松顺利地出生。产科专家指出,拉玛泽减痛分娩法必须在身心完全放松的情况下才能发挥最好的减痛效果。当子宫收缩时,全身肌肉必须放松,才能让足够的氧气输送到子宫,以供胎儿使用。此外,肌肉放松后,产妇才能集中精神运用呼吸技巧,以达到缓减疼痛的目的。

(四)拉玛泽减痛分娩法的优点

1.保障母体及胎儿健康。

2.增进夫妻感情。

3.减少药物的使用,将生产的疼痛降低至人体可以忍受的程度。

4.夫妻一起度过怀孕及分娩过程,培养默契,增加亲密感。

5.减少对分娩的陌生及恐惧,有信心迎接分娩。

6.分娩时,利用呼吸技巧,主动控制宫缩而引起的产痛,能维持镇定和保持体力。

(五)拉玛泽减痛分娩法什么时候练习

拉玛泽呼吸法应从怀孕7个月开始练习,这样才能在分娩时熟练应用。如果等到临产前才练习,往往会因为不熟练而使效果大打折扣。最好由准爸爸陪同一起练习,这样一方面可以督促孕妇练习,另一方面增进夫妻感情。

(六)运动前准备

1.舒适的环境　给自己创造一个安静的环境,练习前关上门窗,防止别人干扰。在地板上铺上瑜伽垫或在床上练习。

2.轻柔的音乐　室内可以播放一些优美的胎教音乐或轻音乐,淡淡的音乐有助于烦躁的心沉静下来。

3.愉快的情绪　心情郁闷的时候是不能开始练习的,开始前先调整好自己的心情。

4.柔和的灯光　太强的灯光会分散注意力,如果是白天练习,可以拉上薄的窗帘。

(七)禁忌

1.有医学指征不宜进行运动者。

2.有高危妊娠状态,如有以下情况:妊娠合并症或并发症,如前置胎盘、妊高征等;自然流产史或习惯性流产史;有早产征兆或胆汁淤积症等。

3.内科合并症,如心脏病,肝、肾疾病,甲状腺功能亢进,糖尿病等。

4.外科合并症,如扭伤与摔伤等。

5.有不适症状,如头痛、腹痛、出血或窦性心动过速与心律不齐等。

(八)拉玛泽减痛分娩法的练习诀窍

子宫收缩初期:先规律地用 4 个"嘻"、1 个"呼"的呼吸方式。子宫收缩渐渐达到高峰时:以大约 1s 1 个"呼"的呼吸方式。子宫收缩逐渐减弱时:恢复使用 4 个"嘻"、1 个"呼"的呼吸方式。子宫收缩结束时:做一次胸部呼吸,由鼻子吸气,再由嘴巴吐气。

二、水中分娩

水中分娩就是产妇在温水里生孩子。在普通的温水中,在日常的浴缸里,依靠女人的力量把孩子生下来。水中分娩是医学界公认的一种优于产床分娩的"新生法",这种分娩方式是在充满温水的分娩池中分娩,可以减少孕妇在整个分娩过程中的痛楚,缩短产程,同时也利于新生儿适应环境,是一种较为人性化的新型分娩方式。

有些医院为了减轻产妇的分娩疼痛,让产妇在浴缸或按摩缸的温水中浸泡,至宫口基本开全时产妇再回到产床上完成分娩,这种方式称为"水中待产"(labour in water)。需要防止产妇离开浴缸到产床的过程中风险的发生,如产妇滑倒、胎儿急产等。在国内,助产士仍然可能会对在水中待产的产妇做会阴侧切。有些医院把"水中待产"称为"水中分娩",这是不正确的。水中分娩是顺产的一种方式,给产妇多了一种自然分娩方式的选择。分娩是人类繁衍中的一个必经过程,生育方式多元化,让人类分娩回归自然,以减少医疗干预,已是一种共识。客观上水中分娩起到了降低剖宫产率的结果。水中分娩最早是由苏联研究员艾格·柴可夫斯基(Igor Charkovsky)在 20 世纪 60 年代提出的。他从一些水中动物的生产中获得灵感,认为水可以缓解胎儿刚生出来时重力对脑细胞的冲击。20 世纪 60 年代末,法国产科医师费德里克·拉伯叶(Frederick Leboyer)注意到胎儿生产前后体温的变化,提出了把初产婴儿浸入温水中,以减少从子宫到外部环境所产生的变化。20 世纪 70 年代另一位法国产科医生米歇尔·奥登(Michael Odent)进一步发展了这种方法,以温水池作外部环境,减轻孕妇的疼痛。截至 20 世纪末,奥登的分娩中心已经成功地帮助数千名孕妇诞下健康的胎儿。据资料记载,其实早在 1803 年法国就出生了第一个水中婴儿,当时是因为准妈妈感到精疲力竭而走进热水浴盆中,想放松一下,结果宝贝很快就降生在水里。20 世纪 60 年代,苏联专家开始水中分娩的试验,早期的水中分娩多半是在海水中诞生的,据不完全统计,迄今全世界已经有数百人在海水中顺利地生下了婴儿。而到 20 世纪 80 年代后期,美国首家水中分娩中心成立,自此之后,估计美国有 6000 名婴儿在水中出生。有条件进行水中分娩的医院也从 1995 年的 10 家发展到最近的 150 家。在充满温水的分娩池中分娩,可以减少孕妇在整个分娩过程中的痛楚。由于分娩池与母亲子宫内的羊水环境类似,因此胎儿在离开母体以后会很快适应这一新的外部环境。胎儿的"本能"会使他们在出水之前屏住呼吸,不会呛水。水中分娩适宜的水温能使产妇感到镇静,促使腿部肌肉放松,宫颈扩张。而水的浮力则有助于身体发挥自然节律,便于翻身和休息。产妇喜欢并选择水中分娩是有原因的,产妇泡在温水里人的身心一般会比较镇静与放松,那么由于阵痛体内产生的引起血压升高、产程延长的应激激素分泌就会减少。水的浮力让人肌肉松弛,可以把更多的能量用于子宫收缩,这些都可加速产程,缩短生宝宝的时间。在水中活动也比在产床上自如,采取一些不同的姿势帮助骨盆松弛,盆底肌肉放松,促进宫颈扩张,让胎儿更容易通过产道。对于新生儿来说,水中的状态与在母体内泡在羊水里的感觉很类似,可以形成感觉的过渡。另外,水中分娩的时间较短,能减少对母亲的伤害和婴儿缺氧的危险。当然,如果操作不规范,就有可能出现意外。国内有家医院在进行水中分娩时竟然出现新生儿尚在水下,助产士就进行断脐这种低级错误!说明规范操作是非常重要的!其他如在胎儿娩出的时候,如新生儿身体的一部分先露出水面,冷空气(一般比体温低 10℃左右)就会刺激新生儿产生自主呼吸,胸腔的呼吸系统就开始工作。如果这个时候婴儿还在水中,可能将会带来严重后果。新西兰的妇产科专家就发现有新生儿在水中分娩时出现中重度的呼吸问题,虽然经过抢救,没有造成永久性伤害,但仍然要引起重视。一般来说,婴儿出生后在水中的停留时间不要超过一分钟。另外,从产妇身体里流出的血液和分泌物可能导致细菌感染,这就要求分娩缸能在分娩的过程中进行水的置换,以达到排放、稀释的目的,减少感染的机会。

选择水中分娩的要求如下:

1. 水中分娩的人群最佳年龄在 20～30 岁,年龄太小心理准备不足,超过 35 岁可视为"高龄产妇",不建议水中分娩。

2. 身患疾病或有流产史的产妇,以采取更稳妥的生产方式为好,因为疾病往往会引发综合征,造成不必要的损害。

3. 胎儿巨大(超过 3500g)的孕妇不适合水中分娩。年龄较大或较小者、患疾病者、产前不知情者、胎儿巨大者、有流产史者、怀有双胞胎或多胞胎、早产、羊水已经破裂超过 24h 者等皆不适宜水中分娩。

三、水囊引产

水囊引产是将水囊放置在宫壁和胎膜之间,增加宫内压和机械性刺激宫颈管,诱发和引起子宫收缩,促使胎儿娩出和胎盘排出的终止妊娠方法。其引产成功率可达90%以上,平均引产时间在72h之内。

(一)适应证

妊娠14～24周,要求终止妊娠而无禁忌证者。因某种疾病(如心、肝、肾、血液病和高血压病等)不宜继续妊娠者。

(二)禁忌证

1.急性传染病。

2.慢性疾病的急性发作期(如心力衰竭)。

3.妊娠期反复有阴道流血者。

4.生殖器官炎症或全身其他处有感染病者,经治疗好转后,可考虑进行。

5.24h内体温在37.5℃以上者。

6.有剖宫产史或子宫上有瘢痕者需十分慎重。

7.低置胎盘。

(三)术前检查

1.详细询问病史,包括过去史、出血史、肝肾疾病史、月经史、妊娠分娩史和本次妊娠经过。

2.全身检查和妇科检查,白带常规化验。

3.测体温、脉搏、血压;验血、尿常规与出凝血时间,必要时测肝、肾功能,进行胸透和心电图检查。

4.严重宫颈炎或分泌物多,需先予以治疗,待病情改善后方可进行;术前给抗生素预防感染。必要时做分泌物培养及药敏试验。

5.以下情况术前给米非司酮口服25μg,每日2次,共3次:①妊娠月份大;②宫颈发育不良、宫口小、宫颈管长者。

6.必要时做B超行胎盘定位,低置胎盘者禁忌。

(四)水囊制备

大号阴茎套2只套叠,用16号橡皮导尿管1根,插入双层阴茎套内,顶端接近阴茎套小囊,用手捏挤或旋转捏挤排出阴茎套内气体,用粗丝线扎紧阴茎套口部,注意扎得松紧恰当,若过紧可使导管腔阻塞,若过松液体易外漏。或用市售特制水囊,需高压灭菌后备用。

(五)手术步骤

1.术前准备。孕妇排空膀胱,取膀胱截石位,先用肥皂水清洗外阴及阴道,然后用消毒液冲洗之。外阴用1:1000新洁尔灭纱球(2只)消毒。铺消毒巾,扩张阴道,暴露宫颈,用 2 只新洁尔灭纱球消毒阴道,另取 1 只新洁尔灭纱球消毒宫颈,宫颈管用 2 根新洁尔灭棉签消毒。后穹隆放置消毒纱布 1 块,以避免水囊碰到阴道壁。

2.插入水囊。将已经做好之水囊涂以石蜡油,以长钳夹住囊中段,沿宫颈管缓慢送入子宫腔,直到水囊全部放进子宫腔内(放到丝线结扎处),置于子宫壁和胎膜囊之间。在放水囊过程中切勿触碰阴道壁,以防感染。如遇到阻力或出血(碰到胎盘),应调换方向,从子宫另一侧重新放入。

3.注射生理盐水于囊内。生理盐水内注入几滴亚甲蓝。注入液量应根据妊娠月份而定,妊娠 4 个月注入 400mL,妊娠 5 个月注入 500mL,但最多不超过 500mL。若注入液量过少影响引产效果;若注入液量过多可引起胎盘早剥,甚至子宫破裂。

4.注液完毕,将导尿管末端折叠扎紧,用无菌纱布包裹后塞入阴道内。

5.术毕,测量子宫底高度,注意有无胎盘早剥及内出血征象。

6.填写水囊引产记录表。

(六)术后处理

1.放置水囊后可让孕妇在室内自由活动,并鼓励起床,以利宫颈扩张。

2.定时测体温、脉搏,观察宫缩,注意有无阴道流血或发热等情况。水囊引产应特别注意预防感染。如有寒战、发热,应立即取出水囊,并给予抗感染药物治疗,一般给广谱抗生素静脉滴注。

3.放置水囊后,如阴道流血多,腹部张力高不能放松时,或者宫底有上升趋势,应考虑有胎盘早剥之可能,必要时取出水囊。如确诊为胎盘早剥,应及早终止妊娠,术前备血。

4.放置水囊后,如发现破水,应立即取出水囊,同时静脉滴注缩宫素,促使胎儿尽快娩出。如破水超过 12h,应尽快终止妊娠,以免引起感染。

5.放置水囊后,应密切注意宫缩情况,如发现宫缩过强,可提前取出水囊,让其自然分娩。

6.放置水囊后如无异常,24h 后取出水囊。取水囊时先将导尿管末端结扎线打开,放出水囊内生理盐水,然后轻轻向外牵引取出。取水囊前或同时静脉滴注缩宫素,并调节至有效宫缩为止。一般第 1 瓶为 5% 葡萄糖液 500mL 加缩宫素 2.5U,第 2 瓶为 5% 葡萄糖液 500mL 加缩宫素 5U;可第 2 日再滴。滴完 3 日如仍未分娩,可认为水囊引产失败。观察 2 日复查血象如白细胞无升高,无发热,无阴道流血,可再行第 2 次水囊引产。或改用其他方法,同时加用抗生素预防感染。静脉滴注缩宫素时,要注意调节滴速,观察孕妇宫缩、血压、脉搏、体温、阴道出血、腹痛、宫口扩张和子宫轮廓情况,如出现异常,应及时调节滴速,或停止滴注。

引产成功者,自然破水,胎儿和胎盘完整地娩出,出血量不多,子宫收缩良好,孕妇无异常征象。胎儿和胎盘娩出后,应检查胎盘是否完整,胎膜有无缺损,如胎盘不完整则常规行刮宫术。检查软产道有无损伤,如有损伤立即行修补术。

7.胎儿、胎盘排出时几种异常情况的处理

(1)胎盘不排出:如无活动出血,可等待自然排出。如有活动出血,可继续静脉滴注缩宫素,采取腹部推压子宫底方法,促使胎盘排出。如无效,可重复使用,必要时行钳刮术取出胎盘。

(2)胎盘排出不完整:如有活动性出血可在应用缩宫素的同时进行钳刮术。

(3)胎儿与胎盘均完整排出:因子宫收缩不良引起出血时,可静脉滴注缩宫素或静脉注射麦角新碱 0.2~0.4mg,并于腹部按摩宫底,刺激宫缩。

(4)胎儿排出后,如发现软产道损伤,应及时缝合。

(5)胎儿排出前后,如发现有子宫破裂征象(子宫轮廓异常或有内出血及腹膜刺激症状等),确诊后应及早行剖宫手术治疗。

8.引产成功后,至少观察 3 日,酌情使用缩宫素及抗生素。

9.出院时做好健康教育和避孕指导,禁盆浴 2 周,禁性生活 1 个月。

(七)手术过程时间

引产手术需要 30min 左右,但是引产是需要住院的,一般需要一周的时间。妊娠 12～24 周,用人工的办法终止妊娠叫做妊娠中期引产。这一时期的特点是胎盘已经形成,胎儿较大,骨骼变硬,娩出时需要充分扩张宫颈。另外,由于子宫增大,子宫壁充血变软,手术时容易损伤子宫壁,因此中期引产要比早期人工流产难度大,并发症多,故如需终止妊娠,应尽量做早期人工流产。

任务三 母乳喂养新知识

乳房是人类和所有哺乳动物的特有器官,母乳喂养对新生儿的存活和种族的繁衍十分重要。母乳喂养对婴儿的益处毋庸置疑。世界卫生组织(WHO)已将帮助母亲在产后 1h 内哺乳,实施 24h 母婴同室,坚持纯母乳喂养 6 个月,提倡母乳喂养 2 年以上等纳入促进母乳喂养成功的措施之中。

5-4 教学课件

【婴儿主导的母乳喂养定义】

世界卫生组织(WHO)把婴儿主导的母乳喂养定义为:鼓励健康婴儿的母亲;不限制婴儿喂养频率与时长。从早期少量的初乳阶段到乳腺开始大量分泌乳汁,需要婴儿在母亲乳房上吸吮来配合。当婴儿表现出需求,母亲就应及时给予响应。母婴找到舒适的姿势配合,必要时母亲需要稳定支撑住婴儿的肩、颈,以及臀部,不限制婴儿头部活动,避免将婴儿头部推向乳房;婴儿的耳朵、肩膀及臀部呈一直线,可以避免颈部扭曲造成含接困难。要给哺乳者提供安静无打扰的环境,避免过多的语言指导和纠正,适当鼓励和赞扬母亲的正确之处。专业人员需告诉新手妈妈,耐心观察婴儿在乳房上的表现,比如:婴儿嘴巴张大,上下唇外翻呈"鱼嘴"状,下巴紧贴乳房,大部分情况观察到婴儿嘴巴上方露出的乳晕多于下方,鼻子露出,可自由呼吸(图5-3-1)。通过正确的方法获得乳汁的吸出,这样的过程循环反复,是产后早期最自然的互动模式。

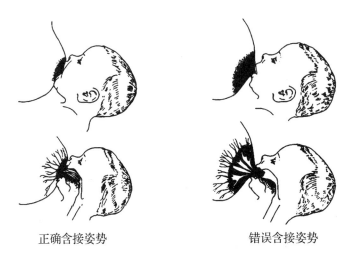

正确含接姿势　　　　　　　　　错误含接姿势

图5-3-1　正确和错误的含接姿势

【泌乳生理机制】

　　把孕期和整个哺乳期的乳汁分泌分为5个阶段,用以描述这个连续动态的过程,即泌乳准备期、泌乳Ⅰ期、泌乳Ⅱ期、泌乳Ⅲ期和复旧期。

　　1. 泌乳准备期　女性一旦怀孕,她的体内就经历着复杂的内分泌变化,雌激素、孕激素、催乳素、胎盘催乳素等协同作用,让乳腺组织再度发育,包括乳腺腺泡和导管。妊娠初期,乳房明显增大,乳头乳晕色素沉着加深。

　　2. 泌乳Ⅰ期　从孕中期开始到产后两天。此阶段相关生育激素(雌激素、孕激素及催乳素等)和代谢性激素(生长激素、胰岛素和糖皮质激素)持续作用,乳腺细胞存在间隙,初乳中含有从母亲血液来的大量免疫活性物质和细胞,尤其是分泌型IgA(sIgA)。产后早期哺乳的免疫意义大于营养需求。

　　3. 泌乳Ⅱ期　产后胎盘娩出触发泌乳Ⅱ期。此时,血浆中孕激素水平大幅度下降,催乳素大量释放并维持高水平。乳腺细胞间隙关闭,乳腺细胞分泌活跃,乳汁大量分泌。自触发泌乳Ⅱ期开始,有两个明显变化,首先是泌乳量,母亲可能感到乳房温热胀满,乳汁溢出。其次,乳汁成分的变化,蛋白总量降低,主要是保护性免疫球蛋白、溶菌酶和乳铁蛋白降低,脂肪、乳糖和柠檬酸盐浓度升高。

　　4. 泌乳Ⅲ期　泌乳Ⅱ期之后,乳汁量从急剧上升变为缓慢增加到达平稳状态,这个时期为泌乳Ⅲ期。从泌乳Ⅱ期触发进入泌乳Ⅲ期,婴儿的摄入量也是逐渐增加的过程。

在泌乳Ⅲ期,乳汁的分泌从主要的内分泌控制转为自分泌调节,即乳汁的生成量由乳汁的排出量所决定。

5.复旧期 复旧期指分泌乳汁的乳腺上皮细胞因为离乳而变得多余,凋亡,然后被脂肪细胞取代的过程。一些女性在停止哺乳后一年以上仍发现有少量乳汁分泌。这在大多数情况下为正常现象,应建议不要挤压乳房,否则会让乳房认为仍有"婴儿吸吮"而持续泌乳。必要时需找专业乳腺科或内分泌医生进行检查。

【母乳喂养护理】

1.母乳喂养是有菌喂养。一方面,婴儿吸吮母亲乳房时会吸入皮肤上的细菌,细菌进入婴儿肠道,繁殖的过程消耗氧气,形成缺氧环境,为厌氧的益生菌准备好定植和繁殖的肠道环境;另一方面,母乳中的益生菌随婴儿摄入到达结肠并迅速繁殖,建立起正常的肠道环境。所以,我们没必要过分强调哺乳前清洗乳头,把母乳喂养复杂化。

2.婴儿的出生带着许多原始本能,这些反射大多与觅食相关,以帮助婴儿寻找到母亲乳房并吸吮到乳汁。2013年,世界卫生组织(WHO)制定和发布了《新生儿早期基本保健指南》,新生儿出生后立即彻底擦干、立刻开始母婴皮肤接触至少90min、完成第1次母乳喂养、延迟脐带结扎至生后1~3min、延迟洗澡至生后24h等都是其重要内容。

3.在实践中,尽管评估项目可能会有所差异,但内容基本包括以下几个方面:母亲的哺乳次数、哺乳姿势、含接效果,婴儿体重下降以及恢复情况,大小便次数和颜色、量的变化,是否有黄疸以及具体测量值,母亲对哺乳的满意程度(包括是否有乳房、乳头疼痛等),同时应教会母亲手工挤奶(表5-3-1)。

表5-3-1 新生儿产后一周母乳喂养模式

日龄	24h喂养次数	每千克体重日摄入乳汁量(mL)	3kg婴儿每次摄入乳汁量(mL)	每日小便次数	每日大便次数
1天	4~12	3~17	2~10	次数不等	次数不等
2天	6~12	10~50	5~15	次数不等	次数不等
3天	8~12	40~120	15~30	通常>3~5	通常>3~4
4天	8~12	80~160	30~60	通常>3~6	通常>3~4
5天	8~12	120~160	45~60	通常>3~6	通常>3~4
6天	8~12	130~160	50~60	通常>6	次数不等
7天	8~12	140~170	55~60	通常>6	次数不等

4.预防和管理乳房肿胀 乳房肿胀是产后早期的常见情形。乳汁的大量分泌以及血管扩张,使得乳房充盈,乳晕膨胀,母亲感受到乳房的发热胀满,乳房表面皮肤紧绷,也有个别母亲感觉乳房疼痛等表现。乳房在泌乳Ⅱ期的胀满一般被认为是生理性的,俗称"生理性乳胀"。在正常的母乳喂养情况下,无须人为干预,肿胀可自行缓解。生理性乳胀如果干预不当会发展成病理性乳腺炎甚至乳腺脓肿,需及时去乳腺科诊治。

5.乳汁不足的护理　需根据母乳喂养评估工具进行具体评估，鼓励乳母树立信心，指导哺乳方法，按需哺乳、夜间哺乳，保持心情舒畅，适当调节饮食，合理休息。

6.退奶　针对确实不能母乳喂养的情况。最简单的退奶方法是停止哺乳，必要时可辅以药物。常用的退奶药有：①生麦芽 60～90g，水煎当茶饮，每日 1 剂，连服 3～5 日；②芒硝 250g 分装两纱布袋内，敷于两乳房并包扎，湿硬时更换；③维生素 B₆，每次 200mg，每日 3 次，连服 3～5 日。甾体激素、溴隐亭等退奶药物不推荐作为一线用药。

7.乳头皲裂的护理　轻者可继续哺乳，查找和改善导致乳头皲裂的原因，哺乳前湿热敷3～5min，挤出少许乳汁，使乳晕变软，新生儿含吮乳头和大部分乳晕。哺乳后挤少许乳汁涂在乳头和乳晕上，短暂暴露和干燥，加强护理。皲裂严重者应停止哺乳，可用手挤出或用哺乳辅助工具将乳汁吸出后再喂给新生儿。

8.母乳储存的条件　无法直接哺乳者，可将乳汁吸出，储存于储奶袋中，气温 20～30℃时保存不超过 4h，4℃不超过 48h，－15～－5℃可保存 6 个月。

9.不宜或暂停母乳喂养的指征　主要包括母亲患传染病急性期、严重器官功能障碍性疾病、严重的产后心理障碍和精神疾病、婴儿患有乳糖不耐受症等不宜进行母乳喂养的疾病，另外母亲酗酒暴怒、服用对婴儿有影响的特殊药物等。

任务四　产后康复

【介绍盆底肌肉】

封闭骨盆底功能的肌肉群称为盆底肌肉，包括肛门括约肌、肛提肌、闭孔肌、髂尾肌、耻骨尾骨肌、耻骨直肠肌等。在膀胱、尿道、阴道和直肠开口周围围绕，保持其在正常位置，并有正常的功能。盆底肌肉控制排尿及排便，如果受到损伤松弛，当大笑、咳嗽、打喷嚏等腹压增加时，尿液会不自主地流出。

5-5　教学课件

【盆底肌肉功能障碍常见症状】

尿失禁等下尿路症状、大便失禁等下消化道症状、盆腔器官脱垂、性功能障碍与慢性盆腔疼痛等症状。其中，以盆腔器官脱垂和压力性尿失禁最为常见，31%～67%的孕妇会发生尿失禁，可发生在妊娠的各个时期。

【妊娠对盆底肌肉功能的影响】

随着妊娠子宫体积和质量的逐渐增加，子宫位置越来越垂直，盆底支持组织承受的压力越来越大；同时由于激素的影响，妊娠期尿道平滑肌张力改变与盆底组织松弛可导致神经肌肉接头撕脱，损伤盆底肌肉，使盆腔脏器解剖位置改变。分娩过程腹压突然增加也会使尿道支持结构受损、膀胱颈过度下降与压力传导障碍，引起产后压力性尿失禁。由于组织受压缺血或撕裂损伤阴部神经、压迫神经变性导致功能受损,对支配盆腔脏器、盆底组织、膀胱和直肠及肛门的神经造成负面影响,引起阴道分娩妇女的盆底部分去神经支配,严重时可致大小便失禁。

【盆底健康常用检查方法】

产后盆底肌功能首次检查应在产后 42 天恶露干净后进行。常用检查方法主要包括盆底肌力评估和辅助检查。盆底肌力评估方法包括盆底肌手诊肌力检测、盆底肌压力功能检测、盆底表面肌电检测、盆底肌张力功能检测。

1.盆底肌手诊肌力检测　操作简单易行,能比较详细地评估盆底肌Ⅰ类肌纤维和Ⅱ类肌纤维功能,是临床常用的盆底肌力检测方法。检查时患者取膀胱截石位,检查者的左手掌轻压患者腹部,尽量避免检查时腹肌收缩,右手中指及食指缓慢进入阴道,置于阴道后壁 5 点和 7 点处,开始检测。

Ⅰ类纤维:令患者收缩阴道盆底肌肉,以患者能收缩的持续时间和连续完成次数来分级。0 级:手指感觉不到肌肉的收缩动作。但患者是完全无收缩力,还是患者不懂收缩需要甄别。1 级:能感觉到肌肉轻微收缩(动),但不能持续。2 级:能明显感觉肌肉收缩,但仅能持续 2s,并能完成 2 次。3 级:肌肉收缩能使手指向上向前运动,持续时间可达到 3s,能完成 3 次。4 级:肌肉收缩有力,能抵抗手指的压力,持续时间可达 4s,能完成 4 次。5 级:肌肉收缩有力,能持续对抗手指压力达 5s 或以上,能完成 5 次或以上。

Ⅱ类纤维:让患者以最大力量和最快速度收缩和放松阴道盆底肌肉,按照患者在 6s 工作时间内所能收缩的次数和持续完成次数分级(表 5-4-1)。

表 5-4-1　Ⅱ类纤维肌力分级

测试(有疲劳)	收缩质量	保持时间(s)	收缩次数
0	无	0	0
1	颤动	1	1
2	不完全收缩	2	2
3	完全收缩,没有对抗	3	3
4	完全收缩,具有轻微对抗	4	4
5	完全收缩,具有持续对抗	5	≥5

盆底肌手诊肌力检测具有主观性和经验性,可以作为盆底肌肉功能的初步筛查手法,因检查者感觉的个体差异,所测结果有相对性,可重复性差,不能评价盆底肌静息状态功能。

2.盆底肌压力功能检测　通过放置在阴道或肛门内的气囊压力探头,了解盆底肌肉在静息及收缩状态下所产生的压力差,通过压力转换器得到阴道最大收缩压数值。盆底肌静息压力正常值应在 $10cmH_2O(1cmH_2O \approx 0.098kPa)$ 以上,盆底肌肉收缩时产生的压力值为阴道动态压力,正常值范围为 $80 \sim 150cmH_2O$。盆底肌肉收缩产生的压力曲线图同样可以反映肌纤维的类型、肌力及疲劳度。盆底压力检测正常者为综合肌力 5 级,肌肉疲劳度为 0,阴道动态压力为 $80\sim150\text{cmH}_2\text{O}$,静态压力为 $10\text{cmH}_2\text{O}$,腹部肌肉与盆底肌肉收缩协调,A_3 反射正常,生物场景反射良好,膀胱生物反射正常。该方法是比较客观的检测方法,但检测过程中无法排除辅助肌肉的干扰,方向性较为单一。

3.盆底表面肌电检测　临床上常采用 Glazer 评估。Glazer 评估由美国 Howard Glazer 教授于 1997 年提出,2003 年由欧洲生物反馈协会采纳,并被应用于临床。通过对盆底肌肉活动程序化的测量,反映盆底肌肉的收缩功能,提供描述盆底表面肌电活动的数据。

Glazer 评估是通过软件程序指导,采集并分析盆底肌群在收缩和放松时的电信号。对整个盆底肌的快、慢肌功能进行评估,系统展示评估肌肉功能的指标。表面肌电信号有探测空间较大、重复性好、非创伤性操作的优点,为临床和基础研究提供了一种无创、动态、实时的评估方法。

(1)前基线静息评估阶段　60s 前基线静息状态,评估静息状态下盆底肌肉的张力,根据安静状态下盆底肌肉 sEMG 的振幅及其变化情况,进行静息状态的评估。盆底肌肉平均静息电位正常值为 $2\sim4\mu\text{V}$,变异系数(反映肌肉运动的稳定性、协调性)小于 0.2。静息电位值大于 $4\mu\text{V}$,提示盆底肌可能过度活动,常见于过度活动型盆底肌功能障碍性疾病,如慢性盆腔痛、急迫性尿失禁、慢性便秘等。变异系数大于 0.2,提示盆底肌稳定性差。

(2)快肌评估阶段　5 次快速收缩,每次收缩前放松 10s,评估快肌功能。根据 5 次快速收缩,检测患者快速收缩时的最大振幅和进行快速收缩的反应速度。对快肌纤维(Ⅱ型肌纤维)的功能状态进行评估。正常收缩时信号的高峰平均值为 $35\sim45\mu\text{V}$,快肌收缩和放松的时间均小于 0.5s。平均值小于 $35\mu\text{V}$,提示快肌(Ⅱ型肌纤维)收缩能力差,常见于松弛型盆底功能障碍疾病,如压力性尿失禁、子宫脱垂等;但是过度活动型盆底功能障碍性疾病中也常见平均值小于 $35\mu\text{V}$。

(3)慢肌肌力评估阶段　5 次持续收缩和放松,收缩 10s,放松 10s。评估慢肌肌力,此阶段主要是评估盆底肌肉兴奋性或紧张型收缩时肌纤维的功能,帮助确定参与收缩的肌纤维类型、收缩的程度以及兴奋性收缩时对静息电位的影响。正常值:收缩时信号的高峰平均值为 $30\sim40\mu\text{V}$。收缩平台期的肌电变异系数小于 0.2,平均波幅小于 $30\mu\text{V}$ 时,多为松弛型盆底功能障碍。

(4)慢肌耐力评估阶段　60s 耐久收缩,评估慢肌耐力。此阶段评估参与持久性收缩的肌纤维耐力。持久性收缩的幅度正常值为 $25\sim35\mu\text{V}$,在整个 60s 持久性收缩期间信号曲线几乎不下降。平均波幅小于 $25\mu\text{V}$ 时,多为松弛型盆底功能障碍疾病。

(5)后基线静息评估阶段　60s 后基线状态,再次评估静息状态下盆底肌肉功能,此阶段记录和评估患者的盆底肌肉在一系列活动之后的恢复功能。后基线平均静息电位

正常值为 $2\sim4\mu V$，变异系数小于 0.2。后基线平均静息电位大于 $4\mu V$ 提示盆底肌可能过度活动。

4.盆底肌张力功能检测　通过放置在阴道内的电子张力计检测评估，主要检测指标包括静态张力、动态张力、肌伸张反射及盆底肌肉收缩闭合力。

盆底Ⅰ类肌纤维及其周围带和结缔组织在无负重状态时的压力为静态张力，正常值为 $221\sim295g/cm^2$；在静态张力的基础上，由盆底Ⅱ类肌纤维反射性收缩形成动态张力，卵泡期的正常值 $>450g/cm^2$，排卵期的正常值 $>600g/cm^2$。如检测得到的张力数值低于正常范围，则诊断盆底肌肉肌张力低下。

正常Ⅰ类肌纤维与Ⅱ类肌纤维的曲线转折点出现在 5°。如Ⅱ类肌纤维反射性收缩的转折点后移，则诊断肌伸张反射延迟，提示Ⅱ类肌纤维不能及时参与盆底肌肉收缩，不能及时有效关闭尿道或阴道。盆底肌肉收缩闭合力，也就是盆底肌肉收缩时阴道的关闭度，该指标表示盆底肌主动收缩能力，主要体现为Ⅱ类肌纤维收缩能力。

5.盆底功能障碍性疾病的电生理诊断

(1)松弛型盆底功能障碍　Glazer 评估肌电图显示为：①静息状态下基线正常(有少数基线过低)；②快肌或慢肌收缩幅值明显低下；③收缩耐力降低；④收缩后放松时间正常；⑤收缩稳定性差。

(2)过度活动型盆底功能障碍　Glazer 评估肌电图显示为：①静息状态下基线升高；②静息状态下肌肉稳定性差；③收缩后放松时间需要明显延长；④肌肉收缩耐力降低；⑤收缩时稳定性较差。只有患者存在慢性盆腔疼痛、性交痛等症状，检查肌电图情况符合上述情况才可诊断为盆底肌过度活动。盆底肌松弛型患者和正常人群可能也表现过度活动盆底肌电图。一部分病程较长的慢性盆腔疼痛患者，盆底肌损伤过于严重导致盆底肌肉出现挛缩，而肌纤维的肌电活动很微弱，故其肌电表现与盆底肌松弛一致，需从病史、指检以及电生理等多个方面进行综合诊断。

【盆底功能其他辅助检查】

1.实验室检查　检查项目有血常规、尿常规、白带常规，需排除泌尿生殖道急性感染。

2.盆底影像学检查　检查项目主要有 X 线盆腔脏器造影术、计算机断层扫描(CT)、磁共振成像(MRI)、腔内超声、三维超声及断层超声成像技术等。

3.动力学检查

(1)尿动力学检查　尿动力学检查(urodynamic examination)是根据流体力学和电生理学的基本原理和方法，检测下尿路膀胱尿道各部位的压力、流率，从而了解下尿路储尿与排尿的功能和排尿异常的病理生理变化，评估储尿期和排尿期膀胱、尿道、盆底和括约肌功能。

(2)肛肠动力学检查　肛肠动力学检查可提供肛管直肠功能的信息，是括约肌功能直肠反射和感觉功能的首选评估方法，可作为药物治疗、生物反馈治疗及手术治疗疗效评价的客观指标。

【盆底肌功能的恢复】

产后盆底肌功能障碍恢复的黄金时间是产后 42 天至产后 3 个月。发病原因除盆底肌收缩功能不足外，可能还合并盆底肌协调性异常，如放松不足、耐疲劳性差、反射活动减弱或消失等。故产后盆底肌恢复在全面而准确地评估盆底肌功能后实施个体化、综合性恢复方案，以使产妇能主动控制盆底肌肉收缩、放松，并利用各种恢复技术帮助盆底肌功能快速恢复。主要训练方法介绍如下：

1. 盆底肌训练法　盆底肌训练由美国 Kegel 医生于 1948 年首次提出，被称为 Kegel 运动，是盆底肌主动锻炼法的代表。盆底肌训练原理是通过患者有意识地对以耻骨尾骨肌肉群为主的盆底肌肉进行自主性收缩和舒张的肌肉锻炼，以改善盆底肌肉功能，从而提高对盆腔脏器的支持承托作用，加强控尿与控便的能力。此外，盆底肌反射性收缩还加强了尿道括约肌的收缩功能，反射性抑制逼尿肌活动。盆底肌训练主要用于预防和治疗各种类型的盆底功能障碍，不适用于神经或精神性疾病及意识障碍的患者，在妊娠期应酌情选择。

步骤：全身放松地坐在椅子上，用力地收紧盆底肌肉，想象成阴道正在将某物拉入其内，轻轻地往里吸，吸的时候不要过快……直到再也使不出更大的力气为止。刚开始时，此状态维持 7s，长期锻炼后可慢慢延长内吸时间，然后逐渐分层次地慢慢放开、放松……一吸一收为一次动作，每十次为一组，每天做三组以上。注意学会腹式呼吸放松技巧，通过鼻吸气、腹部鼓起，嘴呼气、腹部放松来让腹部处于放松状态。如有人帮忙，操作者将食指、中指放入产妇阴道内，以感受到盆底肌肉群的收缩。如果手指感受到来自周围紧裹的压力，说明盆底肌肉群在收缩；同时将另一只手放于腹部，确认背部、腹部等其他部位同时处于放松状态。特别要注意与单独收缩肛门的肌肉有所不同。每天可同时做 3～4 次肛门收缩及憋尿动作，每次做 15～20 次收缩。注意避免久立、久蹲或提拾重物等增加腹压的动作。

能否有效训练盆底肌的关键点为：第一，提高患者对盆底肌的本体感觉，找到盆底肌的位置是关键，盆底肌收缩时尽量避免其他肌群的辅助收缩。第二，根据患者的肌力选择合适的持续时间和肌力进行。盆底肌力极差者和失神经控制者可通过其他物理方法帮助盆底肌本体感觉部分恢复后才可进行。盆底肌训练是各种盆底肌功能障碍疾病的必选盆底恢复基础方法，配合其他治疗方法对压力性尿失禁治疗有效率达 50%～75%。目前，没有临床症状和体征，但经盆底肌电筛查异常者，也推荐先行 3 个月盆底肌训练以预防盆底肌功能障碍。

2. 产后康复操　每天保证充足睡眠，注意劳逸结合，经阴道自然分娩的产妇，应于产后 6～12h 内起床稍事活动。行会阴后一斜切开或行剖宫产的产妇，可适当推迟至产后第 1～3 日起床稍事活动，待拆线后伤口不感疼痛时，也应做产后康复操，并逐日增加活动量。产后康复操应包括能增强腹肌张力的抬腿、仰卧起坐和能锻炼盆底肌及筋膜的缩肛动作。通过盆底肌肉及阴道周围的收缩，促进盆底肌肉张力并加强膀胱和尿道支持组织的力量，以防尿失禁，膀胱、直肠膨出及子宫脱垂。产后 2 周时开始加做胸膝卧位，以预防或纠正子宫后倾。上述动作每日做 3 次，每次 15min，运动量应逐渐加大。

3.盆底康复器辅助盆底肌训练　盆底康复器又称阴道哑铃，通过重量梯度形成盆底肌收缩阻抗力，以逐渐加强训练而加大盆底肌力量。相对于单纯盆底肌训练，此方法能提供感觉反馈和负重训练，且简单易行、安全无副反应，可作为长期主动盆底肌锻炼方法。如果能坚持使用适合自己的阴道哑铃配合进行凯格尔运动，有助于女性朋友增加盆底肌肉尤其是阴壁肌肉的收缩力度，有更好的锻炼盆底肌肉效果。

临床操作时建议从最轻的康复器开始，放入阴道后进行盆底肌训练，增加患者对盆底肌的本体感觉。当站立位收缩盆底肌时无脱落，则可以更换至更重的阴道哑铃进行训练，务必注意要循序渐进地增加训练难度和强度。注意，产后恶露未净、月经期、泌尿生殖道急性感染者禁止使用该法，以防感染发生或加重。可疑妊娠者需慎用。

使用方法：可单独使用底部带收缩绳的球体，也可利用胶质双环腰带结合两个球体一起使用。首先选取一个底部带收缩绳的球体，将收缩绳从胶质双环腰带上隐藏的收缩孔里往外穿出。然后将这个带收缩绳的球体塞进腰带环内，并且腰带应完全覆盖球体结合处的轮廓线，以确保球体能被坚固地绑定其中。最后选取一个放置在顶部的球体塞进腰带的另一个环内，同样腰带应完全覆盖球体结合处的轮廓线，以确保球体能被坚固地绑定其中。阴道哑铃被放入体内后，其底部的球体应与体外保持至少 2cm 的距离，最重要的是确保球体完全被推到盆底肌肉的上方。虽然阴道口与盆底肌之间的距离因人而异，但我们可以参照像放入卫生棉条一样将球体放入正确的位置。收缩绳必需始终暴露在阴道外面，以确保球体能从体内顺利抽出。

4.生物反馈盆底肌训练法　生物反馈治疗是一种生物行为治疗方法，通过电子仪器描记人体生理信号，受试者能根据反馈的量化信号，调节脏器和躯体功能以预防和治疗身心疾病。常与盆底肌训练结合使用，是盆底恢复中最常见的主动锻炼方法。通过生物反馈盆底肌训练治疗，患者从难以控制盆底肌，到逐渐恢复自主控制盆底肌的收缩和放松。在咳嗽、跳跃等腹压增加情境下进行有效的生物反馈盆底肌训练可以逐渐恢复盆底肌反射性收缩。

由于生物反馈盆底肌训练法需放置阴道电极，因此禁用于产后恶露未净或月经期、泌尿生殖道急性感染者，以防感染发生或加重。可疑妊娠者慎用。

5.放松训练疗法　放松训练是针对不良情绪和心理应激反应等进行的一种行为训练，通过下调交感神经兴奋度，下调过度活跃的盆底肌。其包括腹式呼吸法和音乐放松疗法，与生物反馈结合治疗效果更佳，主要应用于盆底肌过度活跃型或混合型盆底肌。

腹式呼吸法周期性地让盆底肌放松，减缓盆底肌的挛缩和过度活跃。腹式呼吸可调节交感神经和副交感神经的交互作用,可通过深慢腹式呼吸下调过度兴奋的交感神经,减慢心率,消除焦虑和压力,改善血液循环,促进盆底肌肉自然放松,适用于高张型盆底功能障碍性疾病。腹式呼吸法通常与生物反馈治疗法同时开展。

音乐放松疗法是生物反馈治疗时配以舒缓的音乐来改善大脑皮层特定区域兴奋性,以下调过度兴奋的交感神经,消除紧张、焦虑等不良心理,达到放松的治疗效果。

6.电刺激疗法

(1)神经肌肉电刺激　神经肌肉电刺激较早应用于治疗盆底肌肉损伤,通过阴道内放置电极来传导电流,刺激盆底肌肉神经,促进周围神经功能恢复和盆底肌收缩,通过抑制性神经通路反射性抑制膀胱逼尿肌,同时加强膀胱颈及尿道括约肌收缩,达到控尿的治疗目的。

禁忌证:阴道出血期、生殖泌尿道的急性炎症期、妊娠状态、癫痫及认知功能障碍、患严重的心律失常疾病及装有心脏起搏器、盆腔恶性肿瘤带瘤状态。对于盆腔良性肿瘤如卵巢囊肿、子宫肌瘤未达手术治疗指征时,可以试用该方法,但应定期复查。

(2)经皮骶神经电刺激　经皮骶神经电刺激治疗是通过骨两侧贴电极片进行电刺激来恢复神经丛运动神经纤维功能,同时兴奋抑制性神经传导通路的一种被动疗法,适用于产后便秘、产后尿潴留、子宫复旧不良及宫缩痛等。

禁忌证:局部皮肤炎症溃疡、贴片位置有金属、具有心脏起搏器及严重心律失常、癫痫、精神障碍及妊娠状态者。

(3)肌电触发电刺激　肌电触发电刺激是将主动盆底肌训练和被动盆底肌电刺激有效结合的治疗方式,通过患者自主收缩之后触发电刺激来进一步增强患者收缩肌肉的意识,以加强盆底肌自主收缩的功能,反复的电刺激向中枢神经系统放射大量的输入冲动,使大脑皮层恢复对盆底肌肉的本体感觉。

7.肌筋膜手法治疗　肌筋膜手法治疗是针对肌肉和筋膜的手法治疗,源自骨骼肌康复治疗,通过按摩和拉伸手法使短缩痉挛的肌肉舒展,恢复供血,缓解疼痛。该方法可以提高外阴及盆底肌群内肌感受器阈值,减轻敏感性,起到疼痛脱敏的效果。肌筋膜手法治疗的关键点是进行拉伸,针对垂直肌纤维走向以及在垂直肌肉和扳机点方向逐渐施加压力。治疗时需要注意尽量避免手指在体表及黏膜表面滑动,否则易造成黏膜和(或)皮肤挫伤。

5-6　盆底功能训练
教学视频

5-7　盆底肌检测方法
教学视频

项目六　妇科生殖内分泌疾病患者的护理

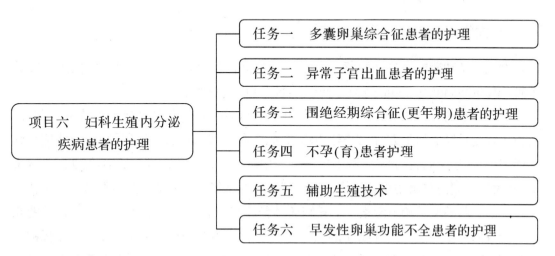

项目六　妇科生殖内分泌疾病患者的护理

- 任务一　多囊卵巢综合征患者的护理
- 任务二　异常子宫出血患者的护理
- 任务三　围绝经期综合征(更年期)患者的护理
- 任务四　不孕(育)患者护理
- 任务五　辅助生殖技术
- 任务六　早发性卵巢功能不全患者的护理

【情景描述】

患者,吴某某,女,33 岁。初诊日期:2022 年 1 月 6 日。主诉:停经 2^+ 月,婚后未避孕 3 年未孕。末次月经 2013 年 10 月 25 日,尿妊娠试验阴性。初潮年龄 13 岁,起初月经规律,5~6 天/28~30 天,血量中等,无血块无痛经;近 7 年来月经不规律,周期 5~7 天/20~90 天,量时多时少;曾于医院就诊,诊断为"功能性子宫出血",予服用孕酮调经。近 3 年体重增加 10kg。2 个月前行输卵管造影,提示双侧输卵管通畅。丈夫精液检查正常。

既往体健。G_1P_0,9 年前曾婚前妊娠 1 次并行人工流产。父亲患有 2 型糖尿病、高血压。

检查:身高 163cm,体重 80kg,体重指数(BMI)30.11kg/m^2,血压(BP)120/80mmHg,面部痤疮,上唇毛多厚重,双乳晕处可见长毛各两根,腰腹部脂肪堆积明显。妇科检查:阴蒂大小正常,肛周毛稍多,余正常。妇科 B 超:子宫前位,大小 43mm×35mm×42mm,内膜厚 8mm,肌层回声均匀;右侧卵巢大小 38mm×35mm×28mm,左侧卵巢大小 33mm×38mm×27mm,其内均可见直径 2~9mm 的卵泡数>12 个,子宫后方无积液。彩色多普勒血流显像(CDFI)显示其内未见异常血流信号。实验室检查:月经来潮第二天测黄体生成素(LH)7.5mIU/mL,卵泡刺激素(FSH)5.7mIU/mL,催乳素(PRL)19.3ng/mL,孕酮(P)0.55ng/mL,雌二醇(E_2)35.0pg/mL,睾酮(T)0.67ng/mL。甲状腺功能:正常。OGTT:糖耐量受损。肝肾功能与血脂:正常。

请问:1.初步诊断是什么？诊断依据是什么？

2.护理诊断与主要护理措施是什么？

女性内分泌系统包括全身各个内分泌腺体,尤其是女性所特有的下丘脑-垂体-卵巢轴,与各个内分泌腺体所分泌的激素相互影响,保证了正常的心理和代谢功能,保证了妇女正常的生殖和遗传。

一、女性生殖内分泌系统的结构

女性生殖功能的内分泌调节主要是通过由下丘脑、垂体和卵巢组成的生殖功能调节轴(hypothalamic-pituitary-ovarian axis,H-P-O)来实现的。

1.下丘脑的神经内分泌功能　下丘脑(hypothalamus)为中枢神经系统的一部分。它位于背侧丘脑的前下方,构成第三脑室的侧壁和底部,后上方借下丘脑沟与背侧丘脑为界,其前端达室间孔与侧脑室相通,后脑与中脑被盖相续。它体积虽小,但功能十分重要,是大脑控制内分泌的重要结构。通过其功能性轴将神经调节与激素调节融为一体。

2.下丘脑的生殖调节激素　下丘脑通过释放多种肽类物质来调节包括生殖功能在内的全身内分泌功能。这种物质的结构已明确者称为"激素",结构尚未确定者暂称为"因子"。下丘脑的调节方式有促进其效应细胞合成激素并将其释放入血循环和通过抑制效应细胞的过量合成活动进行调节两种。前者为促性腺激素释放激素、促生长素释放激素、促甲状腺素释放激素与促肾上腺激素释放因子等;后者为生长素释放-抑制因子与催乳素抑制因子等。

3.下丘脑调节激素分泌的调控　中枢神经系统许多神经递质都影响下丘脑的分泌细胞,其中对生殖功能起直接调节的主要有3类:去甲肾上腺素、多巴胺和5-羟色胺。

(1)垂体　在颅底的蝶骨凹陷内有由两种性质完全不同的组织构成的腺体称为垂体,即腺垂体和神经垂体组成垂体。垂体位于垂体窝前方,亦称垂体前叶。

(2)垂体的生殖调节激素　垂体的生殖调节激素主要为卵泡刺激素(FSH)和黄体生成素(LH),另外还有催乳素,虽然不直接调节生殖周期,但与之关系甚密。

(3)垂体后叶的激素　即催产素和加压素。

4.下丘脑—垂体的门脉系统(详见相关书籍)

5.卵巢　卵巢(ovary)位于下腹部,与下丘脑和垂体无直接的解剖联系,而是接受血循环传递的激素进行互相调节作用。卵巢所分泌的激素也经过体循环而运行抵达全身各效应组织。

(1)卵巢的类固醇激素

1)雌激素　卵巢所分泌的雌激素主要为雌二醇(E_2)与雌酮。雌激素的功能以雌二醇最强,雌酮次之,雌三醇最弱。雌激素还影响全身脂代谢和骨代谢,亦影响心血管系统的功能和骨骼支撑力。

2)孕激素　经过适当酶作用,由孕烯醇酮转化而来。孕激素在排卵期开始使宫颈管所分泌的黏液变得稠厚而堵住颈口,防止外来异物进入子宫腔干扰受精、种植,同时使子宫内膜在雌激素作用的基础上产生糖原,营养种植的胚囊。它还抑制子宫自发收缩,以利孕囊的生长。

3)雄激素　雄激素对机体的代谢功能有促进蛋白质合成,对性欲有一定的影响。

(2)性激素的反馈调节

1)反馈作用　卵巢既接受下丘脑和垂体激素的正调节,同时它所分泌的性激素又对下丘脑和垂体的功能产生反馈调节,以此来保证生殖周期的正常规律。性激素是在负反馈的基础上产生正反馈作用。

2)影响类固醇激素作用的因素　①血内激素含量的高低。②效能。③游离激素在血内的比率。④类固醇激素的代谢和排泄。

(3)卵巢内的肽类激素调节　卵巢的生殖功能除 H-P-O 轴的激素调节外,还涉及其局部产生的调节因子,方能达到其最佳功能状态。

二、女性生殖内分泌系统的调节

1.卵巢的生殖内分泌变化　卵巢的雌、孕、雄激素随着卵母细胞和卵泡的发育成熟和妊娠而周期性、有规律地分泌和发挥作用。在月经周期早期合成雌激素过程:主卵泡形成;雌激素的反馈调节与促进排卵。大剂量雌激素的持续作用,可显著地抑制中枢神经系统,此称为雌激素的负反馈。雌激素与孕激素的联合作用一般产生更明显的抑制。当卵泡不断发育,雌二醇分泌量在 200pg/mL 以上持续 2 天,会导致促性腺激素释放激素(GnRH)作用骤然增强,血内垂体的 LH 和 FSH 峰形均升高,继而排卵,称为雌激素的正反馈作用。

2.月经的变化　排卵后黄体形成,雌、孕激素增高呈峰形,1 周后垂体的促性腺激素分泌受雌、孕激素的负反馈作用,如无滋养细胞的绒毛促性腺素补充支持,黄体将逐渐衰退,雌、孕激素分泌量减少,子宫内膜则也相应地退萎脱落而形成月经。

任务一　多囊卵巢综合征患者的护理

【定义】

多囊卵巢综合征(polycystic ovary syndrome,PCOS)是较常见的妇科内分泌疾病。在临床上以雄激素过高的临床表现、持续无排卵、卵巢多囊样改变为特征。常伴有胰岛素抵抗表现和肥胖,临床表现为月经

6-1　教学课件

稀发等异常与不孕。据文献报道,多囊卵巢综合征发病率高达 10%,其中无排卵性不孕约占 3/4。据此说明,多囊卵巢综合征是孕龄期女性不孕不育的重要原因之一。因 Stein 和 Leventhal 于 1935 年首先报道,故又称 Stein-Leventhal 综合征。

【病理】

1.卵巢的变化　典型病例可见双侧卵巢增大,包膜增厚硬化。包膜下可见多个直径 <1cm 的小卵泡,呈串珠样,但无成熟卵泡生长,更无排卵迹象。

2.子宫内膜的变化　由于长期受雌激素刺激,无孕激素拮抗,表现为增生期、增生过长或腺囊型、腺瘤型增生过长。长此以往,可有造成子宫内膜癌的危险。

【病因】

其病因至今尚未被阐明。目前研究认为,其可能是由于某些遗传基因与环境因素相互作用所致。

1.遗传因素　已经发现 PCOS 有家族聚集性。但是其遗传方式和决定其发病的遗传机制还未清楚,已经发现有常染色体和 X 连锁遗传的存在。

2.雄激素分泌过多　主要是卵巢来源的雄激素过多,原因是 LH 过度分泌,使卵巢的卵泡内膜细胞及间质细胞合成分泌大量的雄激素,造成高雄激素血症,从而引起一系列雄激素升高的症状,如多毛、痤疮等。而且过高的雄激素抑制优势卵泡的发育,促进卵泡闭锁,这就是 PCOS 中卵泡不能成熟,持久无排卵和闭经,形成多囊状态的原因。

3.促性腺激素分泌不协调　PCOS 患者 LH/FSH 比例升高,促使卵泡膜细胞合成更多的雄激素,抑制卵泡生长。过多的雄激素在卵巢外组织,如脂肪、肌肉等中转化为雌激素,使循环中雌激素水平升高。又刺激垂体分泌更多的 LH,形成 PCOS 病理生理的恶性循环。

4.胰岛素抵抗与高胰岛素血症　无论肥胖与否,PCOS 患者均有不同程度的胰岛素抵抗。其发生机制尚不清楚,可能继发于胰岛素作用的多个环节异常,如胰岛素受体减少、胰岛素受体激活后信号传递系统障碍及遗传等。高胰岛素血症可导致卵巢雄激素过多,研究证实 PCOS 患者血胰岛素水平与雄激素水平呈正相关。

5.胰岛素样生长因子和(或)胰岛素样生长因子结合蛋白系统异常,使卵泡维持在不成熟及无排卵中起到一定作用。

【辅助检查】

1.基础体温测定及排卵监测　没有发现排卵征象。

2.B 超检查　子宫正常大或偏小。子宫内膜有时会显示增厚,散在多个液性暗区。双侧卵巢明显增大,有多个大小不等的卵泡,呈周边型类似项链样分布,也有的散在分散于卵巢内。

3.诊断性刮宫　于月经来潮前数日或月经来潮 6h 内行诊断性刮宫,刮出的子宫内膜呈增生期或增生过长,无分泌期变化。有时会发现腺囊样或腺瘤样增生过长。

4.激素测定　血 LH/FSH≥2～3,T 增高,雌激素正常或偏高。有时会发现口服糖耐量试验和胰岛素试验异常,即为胰岛素抵抗型 PCOS。

5.腹腔镜检查　可以直观地观察到双侧卵巢增大,包膜增厚,表面光滑,呈灰白色,包膜下显露多个小卵泡,但无排卵征象。取卵巢组织做病理检查即可确诊。

【临床表现】

PCOS 多起病于青春期,主要临床表现包括月经稀发等异常、雄激素水平过高和肥胖等。

1.月经失调　为最主要症状。多表现为月经稀发(周期 35 日～6 个月)或闭经,闭经前常有经量过少或月经稀发。也可表现为不规则子宫出血、月经周期或行经期或经量无规律性。

2.不孕　生育期妇女因排卵障碍导致不孕。

3.多毛、痤疮　是高雄激素血症最常见的表现。出现不同程度多毛,以性毛为主,阴毛浓密且呈男性型倾向,延及肛周、腹股沟或腹中线,也有出现上唇和(或)下颌细须或乳晕周围有长毛等。油脂性皮肤及痤疮常见,与体内雄激素积聚刺激皮脂腺分泌旺盛有关。

4.肥胖　50%以上患者肥胖(体重指数≥25kg/m²),且常呈腹部肥胖型(腰围/臀围≥0.80)。肥胖与胰岛素抵抗、雄激素过多、游离睾酮比例增加有关。

5.黑棘皮症　阴唇、颈背部、腋下、乳房下和腹股沟等处皮肤皱褶部位出现灰褐色色素沉着,呈对称性,皮肤增厚,质地柔软。

6.妇科检查　子宫正常大或偏小,双侧卵巢增大,质地较硬。

【诊断】

结合临床表现与以上辅助检查可以做出诊断。

【治疗原则】

1.调整生活方式　对肥胖型多囊卵巢综合征患者,应控制饮食和增加运动以降低体重和缩小腰围,可增加胰岛素敏感性,降低胰岛素、睾酮水平,从而恢复排卵及生育功能。

2.药物治疗

(1)调节月经周期　定期合理应用药物,对控制月经周期非常重要。①口服避孕药:常用口服短效避孕药。周期性服用,疗程一般为 3～6 个月,可重复使用,能有效抑制毛发生长和治疗痤疮。②孕激素后半周期疗法:可调节月经并保护子宫内膜,对 LH 过高分泌同样有抑制作用,亦可达到恢复排卵效果。

(2)降低血雄激素水平　①糖皮质激素,适用于多囊卵巢综合征的雄激素过多为肾上腺来源和卵巢混合来源者。常用药物为地塞米松,每晚 0.25mg 口服,剂量不宜超过每日 0.5mg,以免过度抑制垂体-肾上腺轴功能。或泼尼松,5mg/d,连续服用 1～2 个月。能有效抑制脱氢表雄酮硫酸盐浓度。②环丙孕酮,为 17-羟孕酮类衍生物,具有很强的抗雄激素作用,能抑制垂体促性腺激素的分泌,使体内睾酮水平降低。与炔雌醇组成的口服避孕药(达英-35 或妈富隆等)。从月经周期第 5 天开始,每天 1 片,连用 21 天,使卵巢和肾上腺分泌的雄激素浓度降低;避孕药中的雌激素成分使游离睾酮减少;孕激素成分通过抑制 LH 而减少卵巢产生雄激素。可有效改善高雄激素症状,改善 LH 与 FSH 的比例。③螺内酯,剂量为每日 40～200mg。治疗多毛需用药 6～9 个月。如出现月经不规则,可与口服避孕药联合应用。

(3)改善胰岛素抵抗　肥胖或有胰岛素抵抗患者常用胰岛素增敏剂。二甲双胍常用剂量为每次口服 500mg,每日 2～3 次。可减轻胰岛素抵抗型 PCOS 患者的胰岛素抵抗状态,降低雄激素,有可能恢复排卵。

(4)诱发排卵　对有生育要求者在生活方式调整、抗雄激素和改善胰岛素抵抗等基础治疗后,进行促排卵治疗。氯米芬为传统一线促排卵药物,严重的 PCOS 患者表现为氯米芬抵抗,需要用来曲唑或二线促排卵药物如促性腺激素等进行治疗,但往往会有多个卵泡同时发育。诱发排卵时易发生卵巢过度刺激综合征(ovarian hyperstimulation syndrome,OHSS),需严密监测,加强预防措施。

3.手术治疗

(1)腹腔镜下卵巢打孔术(laparoscopic ovarian drilling,LOD)　适用于严重 PCOS 患者。在腹腔镜下用激光烧灼或电针电凝的方法在双侧卵巢上穿刺打孔,每侧卵巢打孔 4 个为宜,最多不超过 10～15 个。注意打孔深度和避开卵巢门,可取得较满意的效果,达到 90％排卵率和 70％妊娠率。

(2)卵巢楔形切除术　将双侧卵巢各楔形切除 1/3 可降低雄激素水平,减轻多毛症状,提高妊娠率。术后卵巢周围粘连发生率较高,临床已不常用。

(3)未成熟卵穿刺技术　对于难治性 PCOS 患者,可以运用未成熟卵穿刺技术,将 PCOS 患者的卵子在只用少量尿促性素(HMG)、不会发生卵巢过度刺激综合征的情况下取出体外。一方面可以将卵子在体外培养成熟并受精,得到能够移植回母体子宫的胚胎,另一方面可以通过多次穿刺使 PCOS 患者恢复自然排卵或在用 HMG 的时候不发生卵巢过度刺激综合征而有成熟的卵子生成,以达到治疗因 PCOS 引起的不孕症的目的。

【护理要点】

1.加强心理疏导、情绪干预。应积极与患者、患者家属进行沟通,密切观察患者心理变化情况。向患者发放健康宣传手册,向患者及家属讲解疾病相关知识,给予患者心理疏导,获得家属的情感支持。纠正患者错误认知,缓解患者负面情绪,使其以积极态度面对疾病。同时给予患者讲述治愈成功案例,提高患者治愈信心,提高其配合度。

2.对焦虑与抑郁症状严重的患者,转诊至精神科专科医师,在确诊精神障碍后,给予抗精神病药物治疗。

3.饮食干预。为患者制订合理饮食计划,嘱咐患者多食新鲜水果、蔬菜,严格控制糖摄入量。嘱咐患者多食高蛋白、高维生素食物,为机体提供充足营养。

4.生活干预。嘱咐患者要有规律作息。要劳逸结合,适量进行运动,每天进行30min 有氧运动,如跑步、游泳、散步等。同时要做好呼吸道感染防范工作。

5.需要接受手术治疗的患者,按手术常规护理。

【远期并发症】

PCOS 患者长期不治疗会有一些远期的并发症,如 2 型糖尿病、高脂血症、心血管疾病和子宫内膜癌等,可能会影响到身体健康。因为 PCOS 患者长期无排卵,子宫内膜长期受雌激素刺激,无孕激素拮抗,使宫内膜增生,子宫内膜癌的危险性增加。另外,高胰岛素血症是冠心病的高危因素,还可能发展为糖尿病。

【预防远期并发症】

长期无排卵的 PCOS 患者应当坚持服用口服避孕药或孕激素,以周期性撤退出血。定期做 B 超等检查,预防因子宫内膜长期增生导致癌变。调节控制饮食,防止热量过多和肥胖,预防糖尿病的发生。

任务二　异常子宫出血患者的护理

【定义】

异常子宫出血(abnormal uterine bleeding,AUB)是妇科常见症状和体征,指与正常月经的周期频率、规律性、经期长度、经期出血量中的任何一项不符、源自子宫腔的异常出血。以下内容仅限于生育期非妊娠妇女,不包括妊娠期、产褥期、青春期前和绝经后出血。

6-2　教学课件

【相关术语】

正常子宫出血即月经。月经的临床评价指标至少包括周期频率和规律性、经期时间长度、经期出血量 4 个要素。我国暂定的相关术语见表 6-2-1 所示,其他还应有经期有无不适,如痛经、腰酸、下坠等。

根据出血时间,AUB 可分为经间期出血(intermenstrual bleeding,IMB)、不规则子宫出血(metrorrhagia)、突破性出血(breakthrough bleeding,BTB)。出血较多者为出血(bleeding),量少者为点滴出血(spotting)。

表 6-2-1　AUB 相关术语

月经临床评价指标	术语	范围
周期频率	月经频发	<21 日
	月经稀发	>35 日
周期规律性(近 1 年)	规律月经	<7 日
	不规律月经	≥7 日
	闭经	≤6 个月无月经
经期长度	经期延长	>7 日
	经期过短	<3 日
经期出血量	月经过多	>80mL
	月经过少	<5mL

根据发病急缓,AUB 可分为慢性和急性两类。慢性 AUB 指近 6 个月内至少出现 3 次 AUB,无须紧急临床处理、但需进行规范诊疗的 AUB;急性 AUB 指发生了严重的大出血,需要紧急处理以防进一步失血的 AUB,可见于有或无慢性 AUB 史者。

【病因】

异常子宫出血病因可分为两大类 9 个类型,按英文字母缩写为 PALM-COEIN,PALM 存在结构性改变,而 COEIN 无子宫结构性改变,具体指:子宫内膜息肉(P)、子宫腺肌病(A)、子宫平滑肌瘤(L)、子宫内膜恶变和不典型增生(M)、全身凝血相关疾病(C)、排卵障碍相关的(O)、子宫局部异常(E)、医源性(I)及未分类(N)。导致异常子宫出血的原因,可以是单一因素,也可多因素并存,有时还存在原发病导致的其他临床表现,其中,排卵性异常子宫出血与无排卵性异常子宫出血这里不再赘述。

一、异常子宫出血处理的关键问题

1. 在诊断上,对所有不规则阴道流血,首先必须排除生殖道器质性病变,识别与功能失调性子宫出血合并的器质性病灶。

2. 止血方面,要求能迅速止血和调节周期。必须善于选择最合适的制剂和使用方法以及最低有效量,使患者避免不必要的过多阴道流血,并尽可能减轻肝脏负担。

3. 对青年妇女要以恢复排卵功能作为治愈标志。在无排卵情况下,复发机会多,因此在调节周期后恢复排卵功能才能称为痊愈。建议患者应用测基础体温来做长期随访,既方便患者,且不需要经常复诊,又可以及时发现问题。对更年期妇女用孕酮,使子宫内膜周期性脱落,可以防止子宫内膜增生过长和恶变。

二、子宫内膜息肉患者的护理

子宫内膜增生的息肉(polyp)是由于子宫局部内膜的过度生长引起,数量可为单个或者多个,直径可从数毫米到数厘米,可以分为有蒂和无蒂。息肉可由子宫内膜的腺体、血管和间质组成,在异常子宫出血原因中,有 21%~39%合并子宫内膜息肉。

【高危因素】

1. 内分泌因素　子宫内膜息肉与雌激素水平过高密切相关。绝经前后和绝经后的激素补充,或长期使用含激素的保健品,使女性雌激素升高。

2. 炎症因素　长期的妇科炎症刺激、宫腔内的异物(如宫内节育器)、分娩刺激、流产、手术操作、产褥感染或机械刺激,可能会导致子宫内膜息肉发生。

3. 其他因素　年龄的增长、肥胖、高血压、乳腺癌术后长期应用他莫昔芬、糖尿病等,是子宫内膜息肉发病的高危因素。

【护理评估】

70%~90%的子宫内膜息肉临床表现为月经过多、经间期出血、不规则出血或经期延长。较小、单发子宫内膜息肉通常无症状,仅在诊刮、超声检查、子宫切除术后标本行剖检时被发现。若突入颈管或较大的息肉,易坏死或继发感染,表现为恶臭血性分泌物。

【诊断】

结合患者的症状、超声检查或妇科检查,可初步诊断。在宫腔镜下行息肉摘除术及之后病理检查可以确诊。

【治疗】

1. 保守治疗　直径<1cm 的息肉如无症状,1 年之内自然消失机会约 27%,恶变率较低,可随诊。

2. 宫腔镜下行息肉摘除术　对体积比较大、有临床症状的息肉推荐行宫腔镜指引下息肉摘除或进行刮宫,盲刮易遗漏。术后的复发风险为 3.7%~10%。如有生育需求,建议手术摘除后试孕。对近期内无生育要求或已完成生育、反复复发者,建议进行子宫内膜切除术。

3. 根治性手术　对年龄在 40 岁以上,恶变的风险较大者建议行子宫切除术。

三、高催乳素血症患者的护理

引起血清催乳素(PRL)异常有多种原因,PRL>1.14nmol/L(25μg/L)称为高催乳素血症。

【病因】

1. 下丘脑疾病　炎症或乳腺管瘤等病变导致催乳素抑制因子(PIF)分泌,从而升高催乳素。

2. 垂体疾病　为高催乳素血症的最常见原因,其中最常见的为垂体催乳素瘤。垂体微腺瘤(直径<1cm)患者占 1/3 以上。催乳素升高也见于空蝶鞍综合征。

3. 原发性甲状腺功能下降 促甲状腺激素释放激素增加,引起垂体分泌催乳素。

4. 特发性高催乳素血症 催乳素增高,多在 2.73～4.55nmol/L,未合并垂体或中枢神经系统疾病,数年后可能发现垂体有微腺瘤。

5. 其他 自身免疫性疾病、多囊卵巢综合征、创伤(外伤或垂体柄断裂)、服用抗抑郁药、抗精神病药、抗高血压药、抗癫痫药、阿片类药和抗胃溃疡药物时间过长均可引起血清催乳素升高。

【临床表现】

1. 月经失调及不孕 有月经紊乱者占 85% 以上。生育期患者可月经少、稀发甚至闭经,可以出现原发性闭经或生育期后再出现继发性闭经。若无排卵,则可能不育。

2. 乳房溢乳 是本病特征性表现。闭经溢乳综合征患者有 2/3 有高催乳素血症,其中有 1/3 为垂体的微腺瘤所引起。溢乳为双乳可挤出或自然流出透明或非血性乳白色液体。

3. 眼花头痛及视觉障碍 垂体的腺瘤增大,可出现脑积液回流障碍及周围脑组织和(或)视神经受压,可出现眼花、头痛、呕吐、动眼神经麻痹及视野缺损等症状。

4. 性功能改变 垂体分泌 LH 与 FSH 的抑制会引起低雌激素状态。阴道壁萎缩或变薄,性欲减退或分泌物减少。

【诊断】

1. 临床表现 对出现月经失调及不孕不育、闭经、溢乳、青春期延迟、多毛者应考虑本病。

2. 血液学检查 血清测定催乳素 $>1.14nmol/L(25\mu g/L)$ 诊为高催乳素血症。检测时间段最好在上午 9—12 时。

3. 影像学检查 当血清测定催乳素 $>4.55nmol/L(100\mu g/L)$ 时,行垂体磁共振成像(MRI)检查,以判断垂体是否存在微腺瘤或腺瘤。

4. 眼底检查 侵犯和(或)压迫视交叉致垂体的腺瘤引起视盘水肿;也可出现肿瘤压迫视交叉引起视野缺损表现,建议根据眼底的视野检查来确定垂体腺瘤的部位及大小,尤其是孕妇。

【治疗】

1. 药物治疗 甲磺酸溴隐亭、奎高利特、维生素 B_6。

2. 手术治疗 有压迫症状时手术切除,术前可以服用溴隐亭以缩小肿瘤。

3. 放射治疗 不能坚持或耐受药物者、不愿手术者可行放射治疗。放射治疗的缺点是显效慢、垂体功能低下、视神经损伤、诱发肿瘤等并发症。

任务三　围绝经期综合征(更年期)患者的护理

【定义】

围绝经期综合征(menopausal syndrome)指妇女绝经前后出现性激素波动或减少所致的一系列躯体及精神心理症状。绝经(menopause)分自然绝经和人工绝经。自然绝经指卵巢内卵泡生理性耗竭所致的绝经;人工绝经指两侧卵巢经手术切除或放射线照射等所致的绝经。人工绝经者更易发生绝经综合征。不同个体症状轻重不一,主要有3类症状:①卵巢功能衰退后内分泌紊乱及不足所致的症状,如潮热、出汗、萎缩性阴道炎等,绝经后晚期还可出现与代谢有关的一些疾病;②社会因素所引起的症状;③与心理因素有关的症状。症状体征这里不赘述。

6-3　教学课件

【治疗原则】

治疗目标是:应能缓解近期症状,并能早期发现、有效预防骨质疏松症、动脉硬化等老年性疾病。

1.月经失调　一般发生在更年期初期,表现为无排卵,不规则子宫出血,量或多或少,时间长短不一。最重要的是排除器质性病变(包括局部和全身),特别是子宫内膜癌变。若无器质性变,则可能属无排卵型不同程度的子宫内膜增生过长。治疗以孕酮为主,甲羟孕酮 10mg/d,每次服 10 天,一个月为一个疗程,停药后会出现类似"月经"样撤退性出血,在这基础上继续治疗。需要每 3～4 个月复查内膜一次。

2.骨质疏松的预防与治疗

(1)运动与营养。

(2)激素替代治疗　长期做雌激素替代治疗者骨小梁和骨皮质的骨矿含量均明显增加,且骨折的发生率下降。炔雌醇或尼尔雌醇(商品名为 Nilestriol,维尼安)。维尼安具有弱的雌激素作用,每 2 周一次,每次口服 2mg,或每月一次,每次 5mg。可每 3 个月加服孕激素,可发生撤退性出血。

(3)补充钙与降钙素。

【护理要点】

1.调整生活状态　通过心理疏导,帮助患者建立适应绝经过渡期生理、心理变化的新生活形态,使其安全渡过该阶段。帮助患者选择既有营养又符合饮食习惯的食物。多摄入奶制品,可补钙;多摄入豆制品,因为大豆中含有类雌激素物质。必要时选用适量镇静药以助睡眠,如睡前服用艾司唑仑 2.5mg。谷维素有助于调节自主神经功能,口服20mg,每日 3 次。鼓励患者加强体育锻炼,保持一定运动量,如散步、打太极拳、骑自行车等,增强体质。鼓励患者增加社交和脑力活动,以促进调整心态。

2.激素补充治疗

(1)激素补充治疗适应证

1)绝经相关症状 潮热、盗汗、睡眠障碍。疲倦、情绪障碍,如易激动、烦躁、焦虑、紧张或情绪低落等。

2)泌尿生殖道萎缩相关问题 阴道干涩、疼痛、排尿困难、性交痛、反复发作的阴道炎、反复泌尿系统感染、夜尿多、尿频、尿急。

3)低骨量及骨质疏松症 有骨质疏松的危险因素(如低骨量)及绝经后期骨质疏松症。

(2)激素补充治疗禁忌证 已知或可疑妊娠、原因不明的阴道流血、已知或可疑还有乳腺癌、已知或可疑有性激素依赖性恶性肿瘤、最近6个月内患有活动性静脉或动脉血栓性疾病、严重肝及肾功能障碍、血卟啉症、耳硬化症、脑膜瘤(禁用孕激素)等。

(3)激素补充治疗慎用情况 慎用情况非禁忌证,但在应用前和应用过程中,应该咨询相关专业的医师,共同确定应用的时机和方式,并采取比常规随诊更为严密的措施,监测病情的进展。慎用情况包括子宫肌瘤、子宫内膜异位症、子宫内膜增生史、尚未控制的糖尿病及严重的高血压、有血栓形成倾向、胆囊疾病、癫痫、偏头痛、哮喘、高催乳素血症、系统性红斑狼疮、乳腺良性疾病、乳腺癌家族史,及其已完全缓解的部分性激素依赖性妇科恶性肿瘤,如子宫内膜癌、卵巢上皮性癌等。

(4)激素补充治疗制剂及剂量选择 主要药物为雌激素,辅以孕激素。单用雌激素仅适用于子宫已切除者,单用孕激素适用于绝经过渡期功能失调性子宫出血。剂量和用药方案应个性化,以最小剂量且有效为佳。

(5)激素补充治疗用药途径及方案

1)口服 主要优点是血药浓度稳定,但对肝脏有一定损害,还可刺激产生肾素底物及凝血因子。

2)胃肠道外途径 能缓解潮热,防止骨质疏松,能避免肝脏首过效应,对血脂影响较小。①经阴道给药:常用药物有雌三醇(E_3)栓和雌二醇(E_2)阴道环及结合雌激素霜。主要用于治疗下泌尿生殖道局部低雌激素症状。②经皮肤给药:包括皮肤贴膜及涂胶,主要药物为17β雌二醇,每周使用1~2次。可使雌激素水平恒定,方法简便。

(6)激素补充治疗用药剂量与时间 选择剂量最小和与治疗目的相一致的最短时期,在卵巢功能开始衰退并出现相关症状时即可开始应用。需定期评估,明确受益大于风险方可继续应用。停止雌激素治疗时,一般主张应缓慢或间歇用药,逐步停药,防止症状复发。

(7)激素补充治疗副作用及危险性

1)子宫出血 性激素补充治疗时的子宫异常出血,多为突破性出血,必须高度重视,查明原因,必要时行诊断性刮宫,排除子宫内膜病变。

2)性激素副作用 ①雌激素:剂量过大可引起乳房胀、白带多、头痛、水肿、色素沉着等,应酌情减量,或改用雌三醇;②孕激素:副作用包括抑郁、易怒、乳房痛和水肿,患者常不易耐受;③雄激素:有发生高血脂、动脉粥样硬化、血栓性疾病危险,大量应用出现体重增加、多毛及痤疮,口服时影响肝功能。

3)子宫内膜癌 长期单用雌激素,可使子宫内膜异常增生和子宫内膜癌危险性增加,所以对有子宫者,已不再单用雌激素。联合应用雌孕激素,不增加子宫内膜癌发病危险。

4)卵巢癌 长期应用 HRT,卵巢癌的发病风险可能轻度增加。

5)乳腺癌 应用天然或接近天然的雌孕激素可使增加乳腺癌的风险减小,但乳腺癌患者仍是 HRT 的禁忌证。

6)心血管疾病及血栓性疾病 绝经对心血管疾病的发生有负面影响,HRT 对降低心血管疾病发生有益,但一般不主张作为心血管疾病的二级预防。

7)糖尿病 HRT 能通过改善胰岛素抵抗而明显降低糖尿病风险。

3.非激素类药物治疗

(1)选择性 5-羟色胺再摄取抑制剂 盐酸帕罗西汀 20mg,每日 1 次,早晨口服,可有效改善血管舒缩症状及精神神经症状。

(2)钙剂 氨基酸螯合钙胶囊,每日口服 1 粒(含 1g),可缓解骨质丢失。

(3)维生素 D 适用于围绝经期妇女缺少户外活动者,每日口服 400～500U,与钙剂合用有利于钙的吸收完全。

4.心理护理 与患者建立良好相互信任的关系,认真倾听,让患者表达自己的困惑和忧虑。帮助患者及其家属了解绝经过渡期的生理和心理变化,以减轻患者焦虑和恐惧心理,并争取家人的理解和配合,护患双方共同努力,缓解患者的症状。

5.健康指导 介绍绝经前后减轻症状的方法,以及预防绝经综合征的措施。如规律的运动既可以促进血液循环,维持肌肉良好的张力,延缓老化的速度,还可以刺激骨细胞的活动,延缓骨质疏松症的发生。正确对待性生活等。设立"妇女围绝经期门诊",提供系统的绝经过渡期健康教育和指导。

任务四 不孕(育)患者护理

【定义】

不孕(育)症是一种由多种因素引起的生育障碍,是关于生育的健康不良事件。女性未避孕有正常性生活至少 12 个月而未受孕称为不孕症(infertility)。男性称为不育症。不孕症有原发和继发两类。从未有过妊娠史,未避孕而未妊娠者称为原发不孕。既往曾有过妊娠史,后

6-4 教学课件

未避孕,连续 12 个月未孕称为继发不孕。我国不孕症的发病率为 7％～10％。

不孕的病因大约 40％ 归于女方,30％～40％ 归于男方,10％～20％ 归于男女双方。由于地域不同和统计资料的差异,这种构成比也略有不同。

【病因】

1. 女性因素

(1)盆腔因素　约占不孕因素的 35％,是继发不孕最主要的原因。具体包括:①输卵管病变与盆腔炎症后遗症及盆腔手术后粘连,引起输卵管梗阻、积水和功能下降等;②子宫体病变:宫腔粘连、子宫内膜息肉和子宫黏膜下肌瘤以及影响宫腔形态的肌壁间肌瘤和子宫腺肌病等;③宫颈因素:宫颈病变与松弛等;④子宫内膜异位症:典型表现为盆腔痛和不孕;⑤先天发育畸形:包括米勒管畸形,如纵隔子宫与双角子宫和双子宫、先天性输卵管发育异常。

(2)排卵障碍　占 25％～35％。常见原因包括:①卵巢本身病变,如先天性卵巢发育不良、早发性卵巢功能不全和多囊卵巢综合征等;②下丘脑病变,如低促性腺激素性无排卵;③垂体病变,如高催乳素血症导致垂体瘤;④其他内分泌疾病,如甲状腺功能异常和先天性肾上腺皮质增生症等。

2. 男性因素

(1)精液异常　先天或后天原因所致精液异常,表现为少或弱精子症、无精子症及精子发育停滞、畸精症或单纯性精浆异常等。

(2)男性性功能障碍　指器质性或心理性阴茎勃起障碍、不射精和(或)逆行射精、性唤起障碍等。

(3)其他　如免疫方面因素,但目前尚无明确的临床诊断标准。

3. 不明原因不孕　占不孕症人群的 10％～20％,男女双方因素均不能排除。可能病因包括隐性输卵管因素与免疫因素、受精障碍和潜在卵母细胞异常、胚胎着床失败和胚胎发育阻滞及遗传缺陷等。目前缺乏针对性临床监测手段,难以明确病因。

【检查步骤与诊断】

由于不孕症的病因比较复杂,既有男方的,也有女方的,既有全身的,也有局部的,就每一对夫妇来说,其原因又不尽相同,因此必须对男女双方做全面检查,找出原因,为治疗提供准确的方向。

1. 男方检查

(1)询问病史　既往有无慢性疾病,如结核、腮腺炎;有无吸烟、酗酒等不良嗜好;性生活是否正常,有无性功能障碍等。

(2)体格检查　除全身检查外,主要应检查外生殖器有无畸形、感染或病变。

(3)实验室检查　重点是检查精液常规。禁欲 3～7 天收集精液,正常精液量为 2～6mL,呈灰白色,久置变透明,禁欲时间较长可呈淡黄色,pH 为 7.0～7.8,室温下排精后

30min 完全液化,精子密度为(20～200)×10^9/L,精子存活率＞50％,正常形态精子占66％～88％。用精液常规检查来估价男性生育力,不能单从某一指标的变化来决定,应将各项指标进行综合分析,其中精子密度、活力及畸形率 3 项对男性生育力影响最大。其他还可做精液生化检测、血内分泌测定、染色体检查、抗精子抗体检测等,详见泌尿外科学。

2.女方检查

(1)询问病史　结婚年龄,是否两地分居,性生活是否正常,是否采取过避孕措施,月经史,既往史(有无内分泌疾病、结核病、盆腔炎性疾病、下腹部手术史等),家族史(有无遗传性疾病)。对继发不孕,应了解过去流产和分娩情况,有无感染等。

(2)体格检查　全身检查应注意营养状况、生长发育、乳房发育、毛发分布、体态以及内分泌疾病引起的体征变异等。注意有无男性化征象、挤压乳房有无溢乳。妇科检查应注意第二性征发育情况、内外生殖器是否发育良好,有无畸形、炎症、包块等器质性改变。

(3)卵巢功能检查　包括排卵监测和黄体功能检查。常用方法有:B超监测卵泡发育及排卵;基础体温测定、宫颈黏液检查、黄体期子宫内膜活组织检查,女性激素如抗苗勒激素(AMH)、卵泡刺激素(FSH)、黄体生成激素(LH)、雌二醇(E$_2$)、催乳素(PRL)、睾酮(T)和孕酮(P)测定等。测定孕酮应在黄体期进行,反映是否排卵和黄体功能;测定FSH 等应在月经周期第 2～3 天进行,反映卵巢基础状态。

(4)输卵管通畅试验　常用方法有输卵管通液术、子宫输卵管造影及子宫输卵管超声造影。输卵管通液术准确性较差,诊断价值有限,宫腔镜下输卵管插管通液有诊断价值;子宫输卵管造影能明确反映输卵管异常部位,是目前应用最广、诊断价值最高的方法,临床资料证明,碘油造影对输卵管的诊断更准确,并有一定治疗作用;子宫超声造影对诊断宫腔占位敏感性较高,但其临床意义尚有争议。

(5)宫腔镜检查　了解宫腔内情况,能发现宫腔粘连、黏膜下肌瘤、内膜息肉、子宫畸形等与不孕有关的病理情况。

(6)腹腔镜检查　上述检查未见异常者,可做腹腔镜了解盆腔情况,直接观察子宫、输卵管、卵巢有无病变或粘连,发现子宫内膜异位症病灶等,并可行输卵管通亚甲蓝液,直视下确定输卵管是否通畅。

(7)其他。①性交后试验:不明原因的不孕夫妇选择在预测的排卵前进行。在性交后 2～8h 内取阴道后穹隆液检查有无活动精子,验证性交是否成功,再取宫颈黏液观察,每高倍视野有 20 个活动精子为正常。性交后试验的临床意义尚有争议,还不能证明与不孕的关系。②磁共振成像(MRI)对女性生殖道形态和畸形导致的不孕有较好的诊断价值。

【女性不孕症治疗】

女性生育力与年龄密切相关,治疗时需充分考虑患者的卵巢生理年龄,选择合理、安全、高效的个体化方案。对于肥胖、消瘦、有不良生活习惯或环境接触史的患者需首先改变生活方式;纠正或治疗机体系统性疾病;性生活异常者在排除器质性疾病的前提下给予指导,帮助其了解排卵规律,调节性交频率和时机以增加受孕机会。对于病因明确诊断者可针对病因选择相应的治疗方案。

1. 纠正盆腔器质性病变

(1)输卵管病变

1)一般疗法 对男方精液指标正常、女性卵巢功能良好、不孕年限<3 年的年轻夫妇,可先试行期待治疗,也可用中药配合调整。

2)输卵管成形术 适用于输卵管及周围组织粘连、远端梗阻和轻度积水,可通过腹腔镜下输卵管造口术、周围粘连松解术、输卵管吻合术等,恢复输卵管及周围组织正常解剖结构,改善通畅度和功能。但对于严重的或伴有明显阴道排液的输卵管积水,目前主张输卵管切除或结扎,阻断炎性积水对子宫内膜的不良影响,为下一步辅助生育技术助孕提供有利条件。输卵管内注药:地塞米松磷酸钠注射液 5mg,庆大霉素 4 万 U,加于 0.9%氯化钠注射液 20mL 中,在 150mmHg 压力下经宫腔缓慢注入,能减轻输卵管局部充血、水肿,溶解或软化粘连。应于月经干净 3~7 天进行。注意防止宫腔操作导致感染。

(2)子宫病变 对于子宫黏膜下肌瘤、较大的肌壁间肌瘤、子宫内膜息肉、纵隔子宫、宫腔粘连等,若显著影响宫腔形态,则建议手术治疗;子宫明显增大的子宫腺肌病患者,可先行 GnRH-α 治疗 2~3 个周期,待子宫体积缩至理想范围再行辅助生育技术助孕治疗。

(3)卵巢肿瘤 对非赘生性卵巢囊肿或良性卵巢肿瘤,若有手术指征,可考虑手术予以剥除或切除。对性质不明的卵巢肿块,应先明确诊断,必要时行手术探查,根据病理结果决定手术方式。

(4)子宫内膜异位症 常致盆腔粘连、输卵管不通畅、子宫内膜对胚胎容受性下降及明显免疫性反应,影响妊娠各环节。首诊应进行腹腔镜诊断和治疗,对中重度病例术后辅以抗雌激素药物治疗,重症和复发者应考虑辅助生殖技术帮助妊娠。

(5)生殖系统结核 活动期应进行抗结核治疗,用药期间严格避孕。因盆腔结核多累及输卵管和子宫内膜,多数患者需借助辅助生殖技术妊娠。

2. 诱发排卵

(1)氯米芬(clomiphene) 是促排卵首选药物,适用于体内有一定雌激素水平和下丘脑-垂体轴反馈机制健全者。于月经第 3~5 天开始,每日口服 50mg(最大剂量不超过 150mg/d),连用 5 天。排卵率可达 70%~80%,每周期的妊娠率为 20%~30%。推荐结合阴道超声监测卵泡发育。必要时可联合应用绝经期促性腺激素和人绒毛膜促性腺激素诱发排卵。排卵后可进行 12~14 日黄体支持,药物选择天然孕酮制剂。

(2)尿促性素(HMG) HMG 是从绝经后妇女尿中提取的,又称绝经后促性腺激素。理论上 75U 制剂中含 FSH 和 LH 各 75U,能促使卵泡生长发育成熟。用法:于月经周期第 2～3 天起,每日或隔日肌注 HMG 75～150U,直至卵泡成熟。用药期间需 B 超和血雌激素水平检测卵泡发育情况,卵泡发育成熟后 hCG 5000～10000U 一次肌注,促进卵泡及黄体形成。

(3)人绒毛膜促性腺激素(hCG) 结构与 LH 极相似,常在促排卵周期卵泡成熟后模拟内源性 LH 峰,诱发排卵。用法:4000～10000U 肌内注射一次,同时也可作用于黄体支持。

(4)来曲唑 属芳香化酶抑制剂。可抑制雄激素向雌激素转化,减低雌激素水平,负反馈作用于垂体分泌促性腺激素,刺激卵泡发育。适应证与用法同氯米芬,剂量一般为 2.5～5mg/d,诱发排卵及黄体支持方案同前。

(5)黄体生成激素释放激素(LHRH) 为下丘脑分泌的十肽激素。LHRH 脉冲疗法适用于下丘脑性无排卵。采用微泵脉冲式静脉注射,脉冲间隔 90min,连续脉冲用药 17～20 天可获较好排卵率和妊娠率。

(6)溴隐亭 属多巴胺受体激动剂,能抑制垂体分泌催乳素(PRL)。适用于高催乳素血症导致排卵障碍者。从 1.25mg/d 开始,酌情加量到 2.5mg/d,分两次口服,血催乳素降至正常水平后继续用药 1～2 年,每 3～6 个月复查血清 PRL 水平。恢复排卵率为 75%～80%,妊娠率为 60%。

(7)免疫性不孕的治疗 因抗精子抗体阳性与不育关系尚不确定,目前缺乏肯定有效的治疗方法和疗效指标。对抗磷脂抗体综合征阳性的自身免疫性不育患者,应在明确诊断后,采用泼尼松每次 10mg,3 次/d,加阿司匹林 80mg/d,孕前和孕中期长期口服,防止反复流产和死胎发生。

3.不明原因不孕 对年轻的卵巢功能良好患者可行期待治疗,但一般时间不超过 3 年,年龄不大于 30 岁。卵巢储备功能减退的患者可试行 3～6 个周期夫精宫腔内人工授精,如仍未成功则宜考虑进一步行体外受精-胚胎移植。

4.辅助生殖技术 包括人工授精、体外受精-胚胎移植及其衍生技术等。详见后面辅助生殖章节。

【护理要点】

1.治疗配合

(1)做好各种诊断治疗的配合工作 ①解释各种辅助检查的目的、方法,以取得夫妇的配合。②说明检查方法可能带来的不适及缓解措施,以减轻夫妇的紧张心理。如子宫输卵管碘油造影可能会引起腹部痉挛性疼痛,约持续 1～2h 自行缓解;子宫内膜活检后可有少量阴道流血;腹腔镜手术后一侧或双侧肩部可出现疼痛,可按医嘱给予药物止痛。③指导夫妇合理有序地进行各项检查项目,并解释检查结果的临床意义。

(2)用药护理 常用药物为氯米芬、人绒毛膜促性腺激素(hCG)、尿促性素(HMG)

等促排卵药物,护理人员应指导妇女正确用药 ①指导妇女在月经周期中按时、按量服药,不可随意停药。②观察药物的副作用,如一侧下腹部疼痛、血管收缩征兆、头晕、乏力以及消化道症状等,出现异常情况及时报告医生。③告知妇女在确诊妊娠后应立即停药。

(3)协助患者选择治疗方案 根据检查和治疗结果,配合医生做好解释工作,提供相关信息,使夫妻双方能正确面对现实,并根据自身条件选择相应的治疗方案,如停止或继续治疗,或选择人工辅助生殖技术,对其选择表示充分的尊重和理解。

2.一般护理 指导夫妇双方加强营养,合理饮食,戒烟酒。生活规律,适当进行体育锻炼,以增强体质。

3.心理护理 加强与不孕夫妇的沟通与交流,鼓励他们表达内心的真实看法,解释不孕症的相关知识,对不孕造成的心理压力表示理解和同情,针对患者目前的实际状况给予心理疏导。鼓励夫妇双方正确对待不孕以及家庭、社会的看法,积极参加一些对社会、对他人有益的社会活动,以体现自己的社会价值,维护自己的自信和尊严。

4.健康教育

(1)指导患者提高妊娠的技巧:①夫妻适当节制性生活。②精神放松,夫妻之间应达到良好的沟通。③学会预测排卵和测量基础体温的方法,掌握性交的适当时间及次数,并可在排卵期增加性交次数,以增加受孕机会。④性交前后勿使用阴道润滑剂或进行阴道灌洗。⑤性交后应抬高臀部,卧床休息至少30min,以利于精子进入宫颈。

(2)注意经期卫生,以尽可能减少生殖道感染的机会。做好计划生育工作,减少人工流产手术。

任务五　辅助生殖技术

【定义】

辅助生殖技术(assisted reproductive technique,ART)指在女性母体体外对配子和胚胎先采用显微镜下操作等技术,来帮助母体成功受孕的一组方法,包括人工授精、体外受精-胚胎移植及其衍生技术等。

6-5　教学课件

一、人工授精

人工授精(artificial insemination,AI)是将精子通过非性生活的方式注入女性生殖道内,帮助其受孕的一种技术,包括丈夫精液的人工授精(artificial insemination with husband sperm,AIH)和供精者精液的人工授精(artificial insemination by donor,AID)。前者适用于丈夫有生殖器畸形或功能异常致性交障碍;精子在女性生殖道内运行障碍如宫颈黏液有抗精子抗体或宫颈管狭窄等;精液轻度异常;偶尔用于原因不明的不孕。后者适用于男方完全无生育力而女方生育力正常;男方携有不良遗传因子(如精神病、癫痫)和有严重遗传性疾病(家族性黑蒙性白痴);夫妇间特殊的血型或免疫不相容因素所致的不孕,且经治疗无效者,如 Rh 血型或 ABO 血型不相容,精子抗体等。对人工授精的应用,限于多种原因,如生物学、心理学、社会道德、法律等,临床上不得滥用。按国家法律规定,AID 精子的来源为国家卫生健康委员会认定批准的人类精子库,由其统一提供和管理。

具备正常的卵泡与正常的活动精子比例、正常的女性生殖道和至少有一条通畅的输卵管的不孕(育)症夫妇,可以行人工授精治疗。根据受精部位不同分为阴道内人工授精、宫腔内人工授精、宫颈管内人工授精、输卵管内人工授精及腹腔内人工授精等。临床上以宫颈管内人工授精和宫腔内人工授精最为常用。宫腔内人工授精的常规流程为:将精液进行洗涤处理,去除精浆后,取 0.3～0.5mL 精子的悬浮液,在女性母体排卵期,用导管经过宫颈注入宫腔内。人工授精在自然周期与促排卵周期都可进行。在促排卵周期中需控制优势卵泡数目,有 3 个及以上的优势卵泡发育时,可能会增加多胎妊娠的发生率,建议放弃本周期的 AI。

二、体外受精-胚胎移植

体外受精-胚胎移植(in vitro fertilization and embryo transfer,IVF-ET)技术指从女性卵泡内取出卵子,在体外与精子发生受精并培养 3～5 天,再将发育到卵裂球期或囊胚期的胚胎移植到宫腔内,使其着床发育成胎儿的全过程,俗称为"试管婴儿"。自 1978 年英国剑桥大学第 1 例"试管婴儿"成功以来,世界上已有数十万例试管婴儿诞生。主要适应证是输卵管性不孕症、原因不明的不孕症、子宫内膜异位症、男性因素不孕症、排卵异常和宫颈因素不孕。

【主要步骤】

药物刺激卵巢卵泡发育,监测卵泡成熟,取卵。将精子与卵母细胞在模拟输卵管的环境培养液中受精。在体外培养 3～5 天,受精卵形成卵裂球期或囊胚期胚胎,移入宫腔内,同时黄体支持。胚胎移植 2 周后测 hCG 是否妊娠,移植 4～5 周后超声检查是否宫内妊娠。

1.人工诱发排卵　应用药物促进卵泡发育与成熟,可获得较多的同步发育的卵母细胞供体外受精用。卵子的数量和质量与最终的结果有很大关系。

2.监测卵泡发育　采用 B 超连续动态监测卵泡大小及测定血中 E_2 和 LH 水平,判断卵泡发育是否良好。

3.卵母细胞的收集　当卵泡发育成熟,在 B 超指引下经阴道穹窿或在腹腔镜下穿刺卵泡,抽吸卵泡液找出卵母细胞。

4. 体外受精 取出的卵母细胞置于有培养液的器皿中孵育,使卵子进一步成熟。再加入处理过的精子混悬液混合在一起,15～18h 后在显微镜下观察,如有两个原核则表示卵子已受精。

5. 胚胎移植 受精卵发育到 2～8 个细胞或更进一步到囊胚时,用导管将胚胎吸入后再注入子宫腔底部。移植的胚胎数目与妊娠成正比,一般认为,移植两个以上的胚胎较为合适。移植后处理:胚胎移植后早期妊娠夭折率很高,约有一半孕卵在月经来潮前已被淘汰。移植后应接受黄体支持治疗,包括应用孕酮和(或)hCG。移植后 14 天做 β-hCG 测定。妊娠成功者,按高危妊娠作产科监护及处理。有些会用到控制性超促排卵(controlled ovarian hyperstimulation,COH),是指用药物刺激卵巢,在可控制范围内诱发卵巢的多卵泡同时发育与成熟,以获得更多高质量的卵子,从而获得更多的可供移植的胚胎,提高成功妊娠率。

【常见并发症】

1. 卵巢过度刺激综合征 在接受促排卵药物的患者中约 20% 发生不同程度卵巢过度刺激综合征。重症者约 1%～4%。治疗原则为增加胶体的渗透压扩容,防止血栓形成,辅以改善症状的支持治疗。其原因与多个卵泡发育、血清雌二醇过高有关。导致血管通透性增加和血流动力学的病理生理改变。使用 hCG 可能会加重发病。轻度仅表现为腹部胀满、卵巢增大;重度表现为腹部膨胀、大量腹水、胸腔积液、血液浓缩、重要脏器血栓形成、肝肾功能损害与电解质紊乱等严重并发症。

2. 多胎妊娠 促排卵药物的应用及多个胚胎移植致使多胎妊娠发生率高达 25%以上。多胎增加了并发症、流产和早产发生率、围生儿患病率和死亡率。目前常规限制移植的胚胎数目在 2～3 个,有些国家已经采用了单胚胎移植的概念和技术减少双胎妊娠,杜绝三胎(含三胎)以上的妊娠。对多胎妊娠可在孕早期施行选择性胚胎减灭术。IVF-ET 技术在全世界迅速发展,根据不孕症的治疗需要,相继衍生出一系列相关的辅助生殖技术,包括促排卵药物和方案的进展、配子和胚胎冷冻、赠卵和代孕、囊胚培养、卵细胞浆内单精子注射(intra-cytoplasmic sperm injection,ICSI)、胚胎植入前遗传学诊断(pre-implantation genetic diagnosis,PGD)、卵母细胞体外成熟(in vitro maturation of oocytes,IVM)等。

三、卵细胞浆内单精子注射(ICSI)

1992 年,Palermo 等将精子直接注射到卵细胞浆内,获得正常卵子受精和卵裂过程,诞生人类首例单精子卵细胞浆内注射技术受孕的婴儿。适应证:主要用于严重少、弱、畸精子症、不可逆的梗阻性无精子症、精子顶体异常以及需行植入前胚胎遗传学诊断/筛查的、常规 IVF 受精率很低或完全未受精,以及阻塞性无精患者但从附睾或睾丸中能够得到正常精子者的不孕症夫妇。目前临床应用的方法有 3 种:①透明带部分分离术;

②透明带下人工授精术;③卵细胞浆内单精子注射授精术。现多采用方法③,可以获得与 IVF-ET 相当的妊娠率。此方法需做更多的随访和追踪,以进一步确定其安全性。

四、胚胎植入前遗传学诊断/筛查(PGD/PGS)

1990 年,胚胎植入前遗传学诊断/筛查(PGD/PGS)技术首先应用于 X-性连锁疾病的胚胎性别选择,可以避免常规中孕期产前诊断才发现胎儿染色体异常而引产,将产前诊断提前到了胚胎期。

五、配子移植技术

配子移植技术指将男女的成熟生殖细胞取出,体外处理后移植到母体体内的助孕技术。有经腹部和经阴道两种途径。有 3 个部位,配子移入腹腔(腹腔内配子移植)、输卵管(输卵管内配子移植)及宫腔(宫腔内配子移植),其中以经阴道配子移植入宫腔应用较多。

1. 配子输卵管内移植(gamete intrafallopian transfer,GIFT) 适用于至少一侧输卵管正常的不孕患者。方法是通过腹腔镜或经阴道逆行插管将卵子与经过处理的精液一起注入输卵管内受精。取卵与精子处理同试管婴儿,不同的是不需要在实验室的培养阶段。

2. 宫腔配子移植 适用于输卵管异常的患者,是将成熟卵子及经过处理的精子送入宫腔内使之受精着床。此方法比试管婴儿操作简化,已有成功妊娠的报道,尚需进一步研究总结,以提高妊娠成功率。特点:技术简便,用于双侧的输卵管梗阻与缺失或功能丧失者。随着体外培养技术的日臻成熟,配子移植临床应用逐渐减少,经济比较困难或反复进行体外受精-胚胎移植失败患者,可以一试。

【知识库】

试管婴儿

1. 促排卵治疗 由于不是每个卵子都能受精,不是每个受精卵都能发育成有活力的胚胎,因此要从女性体内获得多个卵子,才能保证有可以移植的胚胎,这就需要对女性进行促排卵治疗。促排卵的方案有很多种,如标准长方案、短方案、拮抗剂方案等。长方案是指在前一周期的黄体期开始应用 GnRH 激动剂,短方案是指在月经周期的第 2 天开始应用 GnRH 激动剂,而拮抗剂方案是在先应用促性腺激素、当卵泡长到一定程度后开始应用 GnRH 拮抗剂。应用 GnRH 激动剂或拮抗剂的目的都是防止卵子在取卵前自发排掉。总的来讲,长方案的成功率最高,但并不是所有的妇女都适合用长方案。促排卵方案一定要根据每个人的具体情况来制定,即所谓的"个体化"治疗。在进入 IVF 周期前,多数情况下会让妇女在前一个周期服用避孕药,目的是抑制排卵。这样可以避免自然周期万一妊娠,在月经前应用 GnRH 激动剂对胎儿造成影响(有造成流产的可能)。另外,对于月经不规律的妇女,应用避孕药便于确定促排卵时间。此外,应用避孕药还可防止卵巢生理性囊肿的形成,利于促排卵治疗。在月经周期的第 2 天,或 GnRH 激动剂压制卵巢功能满意后(生殖激素和子宫卵巢超声检查结果达到要求),妇女开始应用促排卵药物。医生根据超声监测和血清激素测定结果判断卵泡生长情况,决定是否需要调整促排卵药物的用量。当卵泡成熟后注射 hCG,以促进卵子最后成熟。通常在注射 hCG 后 36～38h 取卵。医生在 B 超引导下应用特殊的取卵针经阴道穿刺成熟的卵泡,吸出卵子。取卵通常是在静脉麻醉下进行的,因此妇女并不会感到穿刺过程导致的痛苦。精子的获取:当女性取卵时,男性进行取精。精液经过特殊的洗涤过程后,将精卵放在特殊的培养基中,以期自然结合。这就是所谓的常规受精方式。

2.胚胎移植 受精后数日,应用一个很细的胚胎移植管,通过宫颈将最好的胚胎移入母体子宫。根据年龄、胚胎质量和既往 IVF 的结局,决定移植胚胎的个数,通常移植 2～3 个胚胎。近年来,为了降低多胎妊娠率,一些中心选择单胚胎移植,或最多移植 2 个胚胎。由于胚胎移植管很细,医生动作轻柔,所以患者通常不会有任何痛苦。

3.黄体支持 由于应用了 GnRH 激动剂/拮抗剂和促排卵药物,以及取卵导致的卵泡颗粒细胞的丢失,妇女在取卵周期通常存在黄体功能不足,需要应用孕酮和(或)绒毛膜促性腺激素进行黄体补充/支持。如果没有妊娠,停用孕酮,等待月经来潮。如果妊娠了,则继续应用孕酮,通常至 B 超看到胎心后 3 周。

4.妊娠的确定 在胚胎移植后 14 天测定血清 hCG,确定是否妊娠。在胚胎移植后 21 天再次测定血清 hCG,以了解胚胎发育情况。在胚胎移植后 30 天经阴道超声检查,确定是否宫内妊娠,有无胎心搏动。

5.成功率 IVF-ET 技术治疗成功率一般用临床妊娠率进行判定,即临床妊娠周期占胚胎移植周期的比例。而临床妊娠是指胚胎移植后 28～30 天阴道超声观察到宫腔内妊娠囊。不同的 IVF 中心成功率有差异,多数中心每移植周期的成功率可达 30%～50%,部分中心报道每移植周期的成功率为 60%～70%。临床治疗成功率受多种因素的影响,如患者的选择、临床治疗方法、实验室技术等。

6.影响 IVF 成功率的因素 影响 IVF 成功率的因素有很多,女性年龄、不孕的病因、IVF 中心实验室质量等都是影响成功率的因素。

(1)年龄是影响 IVF 成功率的重要因素。随年龄的增长,卵子数量减少,质量下降,受精率下降,妊娠率明显降低,流产率增加。41～42 岁妇女 IVF 的妊娠率为 12%,42 岁以上的妇女每移植胚胎的活产率仅为 5.9%,43 岁以上妇女的流产率达 50%。

(2)输卵管积水显著降低胚胎着床率和妊娠率,使妊娠率下降 50%。因此,有输卵管积水的妇女在进行 IVF 前应切除积水之输卵管。

(3)子宫异常:如子宫内膜息肉、子宫内膜炎、既往手术或炎症(结核最常见)导致子宫内膜损伤,都可以影响胚胎着床。

7.试管婴儿带给妈妈的危险

(1)患卵巢过度刺激综合征和卵巢肿瘤。用较多的促排卵药物,会引起恶心、呕吐、腹部不适、体重增加、少尿、肾衰等卵巢过度刺激综合征,老了以后有可能发生卵巢肿瘤。

(2)多胎妊娠危险。可能造成多胎妊娠,试管婴儿的多胎率达到30%左右,甚至出现过七胞胎、八胞胎。大规模的国外统计资料表明,多胎妊娠母婴的总体情况比自然状态下怀孕的要差,如32周前早产的发生率,单胎妊娠为1.2%,双胎妊娠为5.1%,三胎妊娠激增到23.6%。

(3)生殖系统感染。在穿刺取卵的时候可能会疼痛、出血、损伤脏器,或者大出血,可能会引起感染。

(4)个别情况下,因为高龄等因素有可能在胚胎移植后出现腹水的现象,让不少孕妇产生痛感,此时应注意做好相关的护理工作,对于手术的成功也起着至关重要的作用。

8.试管婴儿的具体诊疗过程

(1)初诊　(第一次来辅助生殖中心就诊)应选择来月经后的第3天到医院就诊,医生会与患者沟通以下事项:

1)建立病历并解释试管婴儿治疗费用,治疗过程中可能发生的并发症,怀孕预后及中心现阶段"试管婴儿"的成功率。

2)夫妻双方签署知情同意书。

3)带三证(结婚证、准生证、夫妇双方身份证)。

4)女方常规检查:抽血查激素水平(FSH、LH、E_2、PRL、T)、梅毒、艾滋病、肝肾功能、乙肝六项、胸片、心电图。

5)男方常规检查:精液常规及精液培养。

6)男女双方共同检查:血抗精子抗体(ASAb)、血$ABO+Rh$血型。

7)原发不孕多年不明原因者及丈夫严重少精、弱精、畸形精子须查外周血染色体。

8)月经干净后B超检查子宫、附件、子宫内膜及卵泡、宫颈分泌物细菌培养、药物敏感试验、支原体和衣原体培养及药物敏感试验和白带常规。

(2)复诊　在来月经那天算起的第21天来医院(夫妻双方一同来)。医生告知您治疗方案,并在启动治疗周期前用下列药物:①每天皮下注射促性腺激素释放激素激动剂(GnRH-α)。②夫妇双方预防性口服抗生素。③下次来月经的第3～5天启动治疗周期。

(3)启动治疗周期　从来月经的那天起第3～5天到医院来,做相关的检查和治疗。①B超检查。②抽血查FSH、LH、E_2。③办理交费手续。④根据检查结果选择促卵泡生长药物(果纳芬)的剂量,须每天固定时间注射。⑤在注射果纳芬的第6天,抽血查LH、E_2,B超监测卵泡生长情况,随时调整用药剂量。⑥注射果纳芬的第6天起,每间隔1天或2天监测卵泡大小,当卵泡长至14～15mm时嘱男方排精1次。

(4)停药日　①当B超检查发现双卵巢两个大于或等于18mm的卵泡,以及血中的孕酮到一定指标时停止注射果纳芬,并在当晚 9—10 时肌内注射绒毛膜促性腺激素 10000IU,于 1h 后取卵。②当天与第 2 天做阴道冲洗 1 次。

(5)取卵日　①于早晨 8 时之前夫妻双方来医院。②女方术前准备:测试体温、排空膀胱、更换无菌衣、术前 30min 肌内注射哌替啶。③取卵后卧床休息 2h,口服抗生素及注射孕酮。④丈夫取精(清洁手及外生殖器)。⑤取卵。手术痛苦较小,时间短,取出的卵子和精液交实验室进行处理。⑥第 2 天来医院咨询受精情况。如果受精正常,则准备第 2 天移植胚胎。

(6)胚胎移植日　①取卵第 3 天进行胚胎移植。根据国家卫生健康委员会的规定,确定放置胚胎的数目。一般年龄小于 35 岁的妇女首次行"试管婴儿"只能放胚胎 2 个,避免多胎怀孕)。②手术前要求膀胱适当充盈,在 B 超引导下移植。③手术后 2h,用孕酮或绒毛膜促性腺激素进行黄体支持治疗。④胚胎移植手术后 3～5 天尽量卧床休息,避免剧烈运动,宜清淡饮食。⑤胚胎移植后第 14 天验尿或血,确定是否怀孕。如确定怀孕,继续给予保胎治疗。⑥胚胎移植术后 4 周,尿或血绒毛膜促性腺激素阳性者,进行 B 超检查,了解胎儿发育情况。⑦怀孕期间如有特殊情况请及时与辅助生殖中心联系。

任务六　早发性卵巢功能不全患者的护理

卵巢储备功能减退、早发性卵巢功能不全、卵巢功能早衰代表了卵巢功能下降的三个阶段。大部分患者病因不明,无有效的方法完全恢复卵巢功能。主要表现为原发性闭经或继发性闭经。治疗措施:如无禁忌证则给予激素补充,治疗一直至自然绝经平均年龄。体外受精和胚胎移植是解决患者生育的主要途径。早发性卵巢功能不全是指女性在 40 岁前出现卵巢功能逐渐减退,可有月经异常、血 FSH 升高、雌激素下降,发病率为 1％～5％,并有不断增加的趋势。

6-6　教学课件

【病因】

病因尚不明确,可能与以下因素有关:

1.遗传因素　遗传因素占早发性卵巢功能不全病因的 20％～25％,包括染色体异常及基因突变。染色体数目及(或)结构异常见于 10％～13％的患者,原发性闭经患者发病率高于继发性闭经患者。

2.医源性因素　包括手术、放疗或(和)化疗。手术导致的卵巢组织缺少或局部炎症,放射治疗、化学药物治疗可诱导卵巢的卵母细胞凋亡或直接破坏卵巢颗粒细胞的功能。

3.免疫及环境和其他因素　自身免疫失调可能引起卵巢功能的损伤,其中与自身免疫性甲状腺疾病、Adison病和早发性卵巢功能不全关系最密切。不良的生活环境、生活方式以及不良的生活嗜好也可能影响卵巢功能。

【临床表现】

1.月经改变　月经稀发或频发、经量少、出现闭经。

2.呈现低雌激素表象　原发性闭经患者出现第二性征发育差或不发育等,继发性闭经患者会有阵发性出汗潮热、生殖道又干又涩、性欲下降、骨质不同程度的疏松和心血管疾病的症状等。

3.不孕与不育　初期可能出现偶发排卵,但出现自然流产的概率和胎儿有染色体异常的风险明显增加。后期无排卵。

4.其他症状　因病因而表现各异。如患Turner综合征的患者可出现心血管系统发育异常和智力缺陷等。

【体征】

原发性闭经患者有第二性征和性器官发育不良、身高异常和体态异常,继发性闭经患者有乳房、外阴阴道萎缩,阴毛和(或)腋毛脱落等。

【辅助检查】

1.血基础内分泌激素的测定　在月经的第2~4天,如闭经则进行随机血测定,两次检测需间隔4周,至少有两次血FSH>25IU/L;血E_2因初期多卵泡无序生长而升高(>50pg/mL),继而下降(<5pg/mL)。

2.超声　双卵巢体积缩小;小窦卵泡数<5枚。

3.血清抗苗勒激素(AMH)　由卵巢小卵泡的颗粒层细胞所分泌的激素。AMH<1.1ng/mL说明卵巢内卵子数量降低或减少,卵巢正走向老化,生殖力下降。

4.遗传与免疫检测　染色体的核型、肾上腺的抗体、甲状腺功能检测等。

【诊断】

根据临床表现与体征和辅助检查可诊断。

1.诊断标准　①年龄<40岁;②月经稀发或停经>4个月;③有2次及以上血FSH>25IU/L(间隔时间>4周)。亚临床期早发性卵巢功能不全(POI),FSH 15~25IU/L属于高危人群。

2.病因诊断　结合既往史、病史、染色体、家族史及辅助检查行免疫性、医源性、遗传性等病因学诊断。

【处理】

1.生活方式及心理干预　健康饮食,减轻心理压力,坚持定期运动、不抽烟,避免接触对生殖有毒的物质,补充维生素D与钙剂,进行骨密度检查。

2.生育咨询　对有卵巢功能下降者或有此类疾病家族史者建议早生育或采取生育力保存措施。

3. 治疗　早发性卵巢功能不全的发病机制尚不明确，目前尚无有效的方法恢复卵巢功能。

(1)雌孕激素补充治疗(HRT)　需长期用药。需强调用药时机、持续时机、药物剂量、用药个体化方案及注意随访。

(2)远期并发症及健康管理　发生心血管疾患、骨质疏松、认知障碍风险上升，健康生活方式可减少不良影响，包括不吸烟、维持正常体重及负重运动等。性交困难、阴道感到干涩等泌尿生殖系统不适症状，可局部用雌激素软膏涂抹或使用阴道润滑剂。

(3)生育相关的管理　可采用辅助生殖和(或)卵母细胞冷冻或胚胎冷冻等方法来保存生育力。

项目七 妇科肿瘤患者的护理

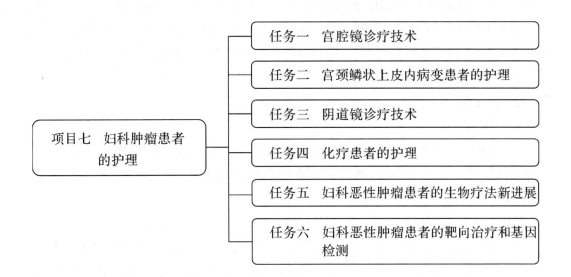

项目七 妇科肿瘤患者的护理

- 任务一 宫腔镜诊疗技术
- 任务二 宫颈鳞状上皮内病变患者的护理
- 任务三 阴道镜诊疗技术
- 任务四 化疗患者的护理
- 任务五 妇科恶性肿瘤患者的生物疗法新进展
- 任务六 妇科恶性肿瘤患者的靶向治疗和基因检测

【情境描述】

患者,女,65岁,已婚,1-0-2-1,顺产2个,未上环,因"本院阴道镜检查发现宫颈上皮内瘤样病变2天"来院要求手术治疗。患者从2021年7月29日到本院做宫颈脱落细胞学检查(TCT)发现不典型细胞,阴道镜提示宫颈上皮内瘤变(CIN)Ⅱ级。已绝经14年。无腹痛腹胀、外阴瘙痒及其他不适,否认其他疾病史,无药物过敏史。

护理检查:外阴阴道无异常充血,阴道通畅,宫颈穹隆处已拉平,萎缩尚光滑。子宫正常大小,双附件内诊未发现明显异常。

辅助检查:阴道超声见子宫平位,形态、大小正常,宫腔线清(居中),单层厚2.0mm;双附件区未探及明显异常回声,子宫直肠窝未探及游离液体。诊断:子宫附件无明显异常。

诊断:宫颈CINⅡ级病变。

请问:护理诊断是什么?主要护理措施是什么?

肿瘤不能仅靠治疗,防癌、保健才是防治肿瘤的第一道防线。要预防就要明确各种病因,包括诱发的、促进的、主要的、协同的、致癌、抑癌、防癌等。专家认为,在诱发癌症的诸多因素中,1/3 与不良的饮食习惯有关、1/3 与吸烟有关、1/10 与感染有关、生育和性行为占 7%、职业危险占 4%、酒和地球物理因素各占 3%、污染占 2%……有人甚至认为 60%的女性肿瘤与饮食营养有关。WHO 于 2002 年 7 月报道,癌症患者中"生活方式癌"所占的比例高达 80%。妇科良恶性肿瘤的促癌、抑癌病因是复杂的、多因素的,而且诸病因之间可能是相互作用的;其发病过程也是多步骤、多途径的;即使是同一种肿瘤,也可以有不同的病因和发病机制,因而治疗方法也应有别。近年有关细胞生物学、分子生物学、分子遗传学等研究的深入开展,对明确肿瘤病因,寻找早期诊断、合理治疗的方法,及时发现复发性转移等极为重要。

【肿瘤的病因】

1. 个体因素

(1)精神因素　虽然精神创伤、心理失衡、紧张、抑郁、暴躁不能直接致癌或诱发癌,但可降低机体免疫力,使胸腺、淋巴结功能下降,能强化致癌因素,使本来被抑制的癌细胞活跃增殖。

(2)年龄　良性肿瘤一般以 30 岁为高峰,恶性者以 50 岁为高峰。

(3)解剖、组织、胚胎因素　卵巢、子宫以良性肿瘤居多,而输卵管肿瘤则多为恶性。

(4)月经及内源性性激素　子宫肌瘤的发生,不仅与雌激素有关,孕酮、PRL、hCG 也都有重要的作用。

(5)孕产及哺乳　42%的子宫肌瘤患者和 24%～69%的子宫内膜癌患者有不孕史。

(6)肥胖　脂肪可储存雌激素,减缓其代谢,过量的脂肪可转变为雌酮和甲基胆蒽。

(7)免疫功能　若机体各种免疫功能降低则抗肿瘤的能力下降。

(8)血型　在卵巢癌患者中,O 型血占 40%,A 型血占 44%,而在对照组中则各占 43%及 39%,$P<0.03$。

(9)其他疾病　宫颈炎患者患宫颈癌的概率比宫颈光滑者高 10～20 倍。子宫内膜癌的发病与垂体功能异常、甲减、肥胖、高血压、糖尿病、葡萄糖耐量低、高雌激素血症、不孕、不排卵、功血、乳腺增生、子宫内膜息肉和增殖症有关。低碘使垂体作用增强,可促卵巢癌。外阴癌患者中 30%～50%曾有女阴营养不良。将外阴癌患者与对比组相比,有以下各种因素的患癌 RR 如下:生殖器疣 15.2,疱疹 8.6,性病史 1.6,宫颈刮片异常 1.8。

2. 感染因素　人类肿瘤 15%与病毒有关。有学者将宫颈癌称为感染性疾病。感染因素以病毒为主,尤为人乳头瘤病毒。

(1)人乳头瘤病毒(human papilloma virus,HPV)　引发宫颈癌的高危型 HPV 有 6、18、31、33、35、39、45、51、52、53、56、58、59、66、68、75(郎景和,2002)。HPV16 感染易发

生鳞癌,HPV18 感染易发生腺癌(马丁,2001)。在宫颈癌中 HPV 检出率可达 99.8%,而在正常妇女中阳性率只有 4%。在 CIN 的三个级别中,Ⅲ级、Ⅱ级、Ⅰ级 HPV 阳性率分别为 65%、55%、30%。HPV 感染使患宫颈癌的相对危险性增加 250 倍。HPV 阳性率农村高于城市。吸烟、阴道炎、年龄小(尤其 25～35 岁)等使 HPV 更易阳性(郎景和,2001;王世阆,2001)。

(2)单纯疱疹病毒-2(HSV-2)　在宫颈癌患者中 HSV-2 抗体阳性者为 83%,在宫颈炎中 HSV-2 抗体阳性者为 52%(+),在正常宫颈中只有 30%(+)。HSV-6 并不能直接感染正常宫颈的上皮细胞,而先有 HVP16 感染之后,HSV- 6 才能感染之(宋悦,2002)。

(3)其他病毒　人免疫缺陷病毒、人巨细胞病毒、风疹病毒、EB 病毒、亲绒毛病毒(choriotropic virus)皆可致癌。

(4)其他感染　黄曲霉毒素(aflatoxin)衍生物可致卵巢癌。有人报道沙眼衣原体协同 HPV 可致宫颈癌,但也有报道沙眼衣原体感染可产生肿瘤坏死因子 α。

【肿瘤的发生发展】

1.肿瘤的发生是从量变到质变的逐渐演变过程。对于原始细胞的起源有两种不同的认识。一种认为起源于组织内的细胞重新失去分化;另一种则认为来自组织内原已存在的干细胞(stem cell)。干细胞是有分裂潜能的细胞,目前很多实验结果表明几乎所有肿瘤都是单克隆细胞,即肿瘤由一个转化细胞不断增生而成。

2.癌前期病变的概念

(1)宫颈癌前期病变　一个有分裂潜能的细胞增生转化,继续发展可能成为癌,也可能自行消退。目前一致认为不典型性增生是癌前期病变。近年来,提出上皮内瘤变(intraepithelial neoplasia)的概念,更明确指示上皮内的瘤细胞具有恶变潜能。宫颈上皮内瘤变(cervical intraepithelial neoplasia,CIN)早在 1967 年由 Richard 提出,用显微分光光度计对不典型增生细胞的 DNA 染色体倍体分析发现为非整倍体细胞,在形态学上为不典型核分裂,具有恶变潜能呈浸润性生长。

(2)子宫内膜癌前期病变　目前,大家公认子宫内膜不典型增生属于癌前期病变。

(3)卵巢癌的癌前期病变　卵巢上皮内瘤变(OIN)是存在的。腹腔镜下取卵巢表面组织进行病理检查,有利于卵巢癌的早期发现。

3.原位癌　原位癌又称上皮内癌、浸润前癌。宫颈原位癌是指不典型性增生细胞累及宫颈整个上皮层,基底膜完整,无间质浸润。宫颈原位癌由储备细胞增生而来。癌的生长有两种方式,一种是限于上皮的表面部分;另一种是沿着表面柱状上皮向间质内的腺体上皮下生长扩展,但始终是在基底膜内而无浸润,这称为原位癌累及腺体。目前应用宫颈上皮内瘤变(CIN)分类,CINⅢ级包括重度不典型增生和原位癌。在形态学上两者区别困难,有可能某些人认为是重度不典型增生,而另一些人则认为是原位癌,但对于临床处理上两者是相同的。近年来,经病因学、分子生物学以及临床病理的进一步研究,Sherman 综合后提出,两型内膜癌的癌变机制,简要说明如下:Ⅰ型内膜癌为激素依赖性癌;Ⅱ型内膜癌为非激素依赖性癌。

4.早期浸润癌与浸润癌　从宫颈原位癌发展到浸润癌的过程较缓慢,浸润时大多在一局部突破基底膜浸润于间质。有不少学者认为浸润 3～5mm 以内者为早期浸润癌。

5.妇科肿瘤的浸润和转移途径　妇科恶性肿瘤的浸润是指肿瘤细胞沿阻力薄弱的临近组织间隙扩散,无方向性及趋化性,且在浸润过程中瘤细胞往往边浸润边增生,使被侵袭的正常组织逐渐被挤压而摧毁,故不同于炎性细胞的浸润。恶性肿瘤的浸润为直接蔓延。妇科恶性肿瘤的转移是指肿瘤细胞从原发或继发瘤灶侵犯血管、淋巴管或神经间隙等渠道,脱落的瘤细胞或瘤栓随血液、淋巴液循环,分别在与原发瘤灶不相连续部位着床,长出新的瘤灶。

【妇科肿瘤诊断新技术】

1.肿瘤标志物是协助诊断肿瘤的敏感标志　近年来,由于免疫学和细胞分子生物学的发展,被发现的肿瘤标志物日益增多,对肿瘤的诊断有很大的帮助。肿瘤标志物在诊断方面有以下作用:

(1)及早检测肿瘤的存在,有利于肿瘤的早期诊断,以及在治疗过程中对病情的监测。

(2)肿瘤标志物的特点有助于肿瘤性质的鉴别诊断。

(3)影响肿瘤预后的一些高危因素常常与肿瘤标志物有密切关系,故肿瘤标志物尚可对肿瘤的预后有预测意义。

(4)可用作检测肿瘤对化疗敏感性的实验研究。

1)卵巢肿瘤的标志物　单抗 CA125 检测卵巢上皮癌的敏感性都很高。血清 CA125 的检测虽已广泛用于卵巢癌,并已取得很好的效果,但仍有其局限性,需要辅以其他的肿瘤标志物弥补其不足。CA15-3、CA19-9、CA72-4、组织多肽抗原(TPA)、癌胚抗原(CEA)及肿瘤相关的胰蛋白酶抑制物(TATI),都是最先被发现为肠胃道癌、乳腺癌及肺癌等的相关抗原,后来在卵巢癌患者血清中亦可检出。卵巢恶性生殖细胞肿瘤中原发绒癌可产生大量 hCG,卵黄囊瘤(内胚窦瘤)可产生大量甲胎蛋白(AFP)。近年来,尚发现无性细胞瘤(生殖细胞瘤,germinoma)及未成熟畸胎瘤可产生神经细胞特异性烯醇化酶(neuron specific enolase,NSE)。

2)宫颈癌的肿瘤标志物　鳞状细胞癌抗原(SCC)。

3)子宫内膜癌的肿瘤标志物　子宫内膜癌 CA125 抗原(＋)(>35U/mL)仅 10％～20％。Ⅰ、Ⅱ期病例中 CA125(＋)者,手术常发现已有子宫外转移,且淋巴管间隙有癌细胞浸润。而血清 CA125(－)者,较少发生子宫外转移。同时,血清 CA125 值的改变,与病情恶化是平行的,CA125 的上升常见于临床复发迹象的出现。研究者认为 CA125

是一个很好的肿瘤标志物。对于正在放疗或放疗后的子宫内膜癌患者,如果血清CA125升高,要注意是否因为放疗使腹膜产生 CA125 而呈假阳性反应。低分化癌及深肌层浸润癌的人卵巢癌抗原X1(OVX1)的阳性率均可高达 84%,有助于预测肿瘤的高危因素,选择治疗方案。

2.妇科肿瘤的超声学诊断　　由于超声学诊断无损伤性,并能迅速、准确地显示盆腔病变的部位、性质等,目前在妇科肿瘤诊断中被广泛应用,成为不可缺少的辅助诊断方法之一。近年来随着计算机技术的发展,超声诊断方法亦有长足的进步,如彩色多普勒超声、介入性超声、三维立体超声等,在临床诊断学上展示广阔的前景。

3.肿瘤放射免疫显像　　肿瘤的放射免疫显像(radioimmunoimaging,RII)是对肿瘤的一种无创性诊断技术,即以放射性核素标记的抗体为肿瘤阳性显像剂,做肿瘤的定位诊断。标记抗体进入人体后,由于抗原抗体的免疫亲和性,标记抗体浓聚在肿瘤部位,通过彩色扫描机或γ闪烁照相机可以获得清晰的图像,对卵巢癌的诊断和病情监测有重要意义。

4.恶性肿瘤的腹腔镜检查

腹腔镜探查指征为:经盆腔及超声检查或 CA125 等肿瘤标志物检测怀疑为卵巢恶性肿瘤的盆腔包块;绝经后卵巢增生;诊断性刮宫或宫腔镜检无阳性发现的绝经后出血患者;大量腹水难以鉴别为结核、肝硬化或卵巢癌者;卵巢包块经短期姑息性治疗效果不显或反而长大者。

任务一　宫腔镜诊疗技术

【定义】

宫腔镜检查(hysteroscopy)是内镜检查的一种,应用它可直接观察宫腔内部结构。宫腔镜最早起源于 1806 年。随着光源及光源系统的不断改进,特别是光导纤维冷光源及膨宫介质的问世,使宫腔镜检查更加完善。近几年宫腔镜检查在妇科肿瘤诊断中的价值越来越高,特别

7-1　教学课件

是对宫内占位性病变的诊断,如子宫黏膜下肌瘤、内膜息肉及子宫内膜癌的诊断。随着宫腔镜检查及手术的广泛开展,有关宫腔镜下内膜剥除及穿刺肌层活检诊断子宫肌腺症的报道有所增加。无论如何,经宫腔镜检查诊断宫内恶性肿瘤,特别是内膜癌,一旦确诊应及早手术,以避免检查中造成肿瘤细胞的种植。

宫腔镜诊疗技术是应用膨宫介质扩张宫腔,通过插入宫腔的光导玻璃纤维窥镜直视下观察宫颈管、宫颈内口、子宫内膜及输卵管开口的生理与病理变化,并通过摄像系统将所见图像显示在监视屏幕上放大观看,对病变组织直观准确取材并送病理检查;同

时也可在宫腔镜下直接手术治疗。

【宫腔镜检查适应证】

1.异常子宫出血；

2.可疑宫腔粘连及畸形；

3.可疑妊娠物残留；

4.影像学检查提示宫腔内占位病变；

5.原因不明的不孕或反复流产；

6.宫内节育器异常；

7.宫腔内异物；

8.宫腔镜术后相关评估。

【宫腔镜手术适应证】

1.子宫内膜息肉；

2.子宫黏膜下肌瘤及部分影响宫腔形态的肌壁间肌瘤；

3.宫腔粘连；

4.纵隔子宫；

5.子宫内膜切除；

6.宫腔内异物取出，如嵌顿节育器和流产残留物等；

7.宫腔镜引导下输卵管插管通液、注药及绝育术。

【禁忌证】

1.绝对禁忌证　急、亚急性生殖道感染与心、肝、肾衰竭急性期及其他不能耐受手术者。

2.相对禁忌证　体温＞37.5℃；宫颈瘢痕，不能充分扩张者；近期（3个月内）有子宫穿孔史或子宫手术史者；浸润性宫颈癌、生殖道结核未经系统抗结核治疗者。

【术前评估】

评估患者心理状况，鼓励患者，缓解紧张恐惧情绪，积极配合手术。

1.评估患者对宫腔镜的了解程度，告知目的、方法及注意事项。

2.全面评估患者的健康状况，包括既往史、现病史、生命体征、异常检查检验结果等。

3.评估患者宫颈情况、肠道及皮肤准备情况。

4.评估患者有无腹痛、排尿困难。

【术前准备及麻醉】

1.检查时间　以月经干净后1周内为宜。此时，子宫内膜处于增殖期早期，薄且不易出血，黏液分泌少，宫腔病变易见。

2.体检及阴道准备　仔细询问病史，进行全身检查、妇科检查、宫颈脱落细胞学及阴道分泌物检查。

3. 术前禁食　接受宫腔镜手术者,术前禁食 6～8h。

4. 麻醉　宫腔镜检查无须麻醉或行宫颈局部麻醉;宫腔镜手术多采用硬膜外麻醉或静脉麻醉。

【操作步骤】

1. 操作流程

(1)受检者取膀胱截石位,常规消毒、铺巾,用宫颈钳夹宫颈,用探针了解宫腔深度和方向,扩张宫颈至大于镜体外鞘直径半号。接通液体膨宫泵,调整压力,膨宫液膨开宫颈,在宫腔镜直视下缓慢插入宫腔,调整出水口液体流量,使宫腔内压达到所需数值。

(2)观察宫腔:先观察宫腔全貌,再观察宫底、宫腔前后壁、输卵管开口,在退出过程中观察宫颈内口和宫颈管。

(3)宫内操作:快速、简单的手术操作可在确诊后立即施行,如节育环嵌顿、易切除的内膜息肉、内膜活检等。时间较长、较复杂的宫腔镜手术需在手术室麻醉下进行。

2. 能源　高频电发生器,单极、双极电切及电凝常用于宫腔镜手术治疗。用于宫腔镜手术的能源还有激光和微波。

3. 膨宫液的选择　使用单极电切或电凝时,膨宫液必须选用非导电的 5% 葡萄糖液,双极电切或电凝则选用生理盐水,后者可减少过量低渗液体灌注导致的过度水化综合征。对合并糖尿病的患者可选用 5% 甘露醇膨宫。

【并发症及处理】

1. 出血　子宫出血的高危因素包括子宫穿孔、动静脉瘘、宫颈妊娠、剖宫产瘢痕部位妊娠、凝血功能障碍等。若切割病灶过深,达到黏膜下 5～6mm 的子宫肌壁血管层易导致出血。出血的处理方案应依据出血量、出血部位、范围和手术种类确定,如使用缩宫素、米索前列醇等宫缩剂,留置球囊压迫宫腔,子宫动脉栓塞等。

2. 子宫穿孔　引起子宫穿孔的高危因素包括宫颈狭窄、宫颈手术史、子宫过度屈曲、宫腔过小、扩宫力量过强与哺乳期子宫等。一旦发生子宫穿孔,立即查找穿孔部位。根据邻近脏器有无损伤,决定处理方案。如患者生命体征平稳,穿孔范围小,无活动性出血及脏器损伤,可使用缩宫素及抗生素保守观察治疗。如穿孔范围大、可能伤及血管或有脏器损伤,应立即开腹手术处理。

3. 过度水化综合征　由灌流介质大量吸收引起体液超负荷和(或)稀释性低钠血症所致。如诊治不及时,将迅速出现急性肺水肿、脑水肿、心肺功能衰竭,甚至死亡。相应的处理措施包括吸氧、纠正电解质紊乱和水中毒(利尿、限制入液量、治疗低钠血症)、处理急性左心功能衰竭、防治肺和脑水肿。

4. 其他　如气体栓塞、感染、宫腔或(和)宫颈管粘连等。若有发生,应做相应处理。

【术后护理】

1. 评估患者术后心理状况,做好心理护理。

2.评估患者生命体征、阴道流血情况。

3.评估患者有无与腹痛、过度水化综合征等相关的并发症。

4.讲解宫腔镜诊疗后注意事项,2周内禁止性交及盆浴。

任务二　宫颈鳞状上皮内病变患者的护理

【定义】

宫颈鳞状上皮内病变(squamous intraepithelial lesion,SIL)是与宫颈浸润癌高度相关的一组宫颈病变,常发生在 25～35 岁妇女。大部分低级别宫颈鳞状上皮内病变(low-grade squamous intraepithelial lesion,LSIL)可自然消退,但高级别的宫颈鳞状上皮内病变(high-grade squamous intraepithelial lesion,HSIL)具有癌变潜能。由 SIL 发展到宫颈癌是一个连续的过程,通过三级筛查发现 SIL,及时治疗宫颈高级别病变,是预防宫颈浸润癌发生行之有效的措施。

7-2　教学课件

【病因】

SIL 和宫颈癌的发生与人乳头瘤病毒(HPV)感染、多个性伴侣、性生活过早(<16 岁)、吸烟、性传播疾病、经济状况不佳、服避孕药和免疫抑制状态等因素相关。

1.HPV 感染　目前已知 HPV 有 160 多个亚型,40 余个与生殖道感染有关,其中13～15 个与 SIL 及宫颈癌发病密切相关。接近90%的 SIL 及 99%的宫颈癌组织中发现有高危型 HPV 感染,其中约70%与 HPV16 和 HPV18 型相关。高危型 HPV 产生病毒癌蛋白,其中 E6 和 E7 作用宿主细胞的抑癌基因,继而通过一系列分子事件导致癌变。预防性接种 HPV 疫苗为宫颈癌的一级预防措施。

2.性行为及分娩次数　多个性伴侣、初次性生活<16 岁、早生多生与宫颈癌发生有关。与有阴茎癌或前列腺癌,或其性伴侣曾患宫颈癌的高危男子进行性接触的妇女,也易患宫颈癌。

3.其他　吸烟可增加感染 HPV 的风险,屏障避孕有一定的保护作用。

【病理学诊断和分级】

SIL 既往称为宫颈上皮内瘤变(cervical intraepithelial neoplasia,CIN),分为 3 级。WHO 女性生殖器肿瘤分类(2014)建议采用与细胞学分类相同的二级分类法(即 LSIL 和 HSIL),LSIL 相当于 CINⅠ,HSIL 包括 CINⅢ和大部分 CINⅡ(表 7-2-1)。CINⅡ可用 p16 免疫组化染色进行处理分流,p16 染色阴性者按 LSIL 处理,阳性者按 HSIL 处理。二级分类法简便实用,提高病理诊断的可重复性,较好地反映了病变的生物学过程,能指导临床处理及预后判断。LSIL 的特征为:鳞状上皮基底及副基底样细胞异常增生,细胞核极性有轻度紊乱,呈轻度异型,核分裂象少,局限于上皮下 1/3 层,p16 免疫组化染色阴性或上皮内散在点状阳性。HSIL 的特征为:细胞核极性紊乱,核浆比例增加,核分裂象增多,异型细胞扩展到上皮下 2/3 层甚至全层,p16 免疫组化染色在上皮>2/3 层面内呈弥漫连续阳性。

表 7-2-1 鳞状上皮内病变分类变化

传统分类	2003 年 WHO 分类	2014 年 WHO 分类
轻度非典型增生	CIN Ⅰ	LSIL
中度非典型增生	CIN Ⅱ	HSIL
重度非典型增生	CIN Ⅲ	HSIL

【临床表现】

患者常无自觉症状,偶有阴道分泌物量增多,或伴异味,或有接触性出血。妇科检查:宫颈表面光滑,或见宫颈糜烂样柱状上皮异位表现,或见局部红斑或白色上皮,但未见明显病灶。

【诊断方法】

1.宫颈细胞学检查 是 SIL 及早期宫颈癌筛查的最基本方法。细胞学检查特异性较高,但敏感性比较低。可选用巴氏涂片法或者液基细胞涂片法。筛查应在性生活开始 2 年后开始,或 21 岁以后开始,并定期复查。

2.HPV 检测 敏感性比较高,特异性比较低。可与细胞学检查联合应用于 25 岁以上女性的宫颈癌筛查;也可用于 21~25 岁女性患者细胞学初筛,为轻度异常分流。当查出未明确诊断的不典型鳞状细胞(ASCUS)时进行高危型 HPV 检测,阳性者行阴道镜检查,阴性者 12 个月后再行细胞学检查。也可作为 25 岁以上女性患者的宫颈癌初筛,阳性者用细胞学分流,阴性者常规随访。

3.阴道镜检查 如细胞学 ASCUS 伴 HPV 检测阳性或 HPV 检测 HPV 16/18 型阳性或细胞学检查分类 LSIL 及以上,若筛查发现有异常,建议行阴道镜检查。

4.宫颈活组织检查 是确诊宫颈鳞状上皮内病变性质的可靠方法。任何肉眼可疑病灶,或阴道镜诊断为高级别病变者,均应行单点或多点病理活检。若需要了解宫颈管深部病变情况,应行宫颈管搔刮术(endocervical curettage,ECC)。

【治疗原则】

1.LSIL 约 60% 会自然消退。细胞学检查为 LSIL 及以下者可仅观察随访。在随访过程中病变持续发展或存在 2 年者宜进行治疗。

2.HSIL 可发展为浸润癌,需要进一步治疗。阴道镜检查满意者可用宫颈锥切术或消融治疗。阴道镜检查不满意者宜采用宫颈锥切术,有宫颈环形电切除术(loop electrosurgical excision procedure,LEEP)和冷刀锥切术。经宫颈锥切确诊和(或)年龄较大和(或)无生育要求和(或)合并其他妇科良性疾病手术指征的 HSIL 患者也可行筋膜外子宫全切术。

【护理要点】

1. 诊疗配合　对确诊为 CIN Ⅰ级者,按炎症处理,每 6 个月随访,看宫颈刮片检查结果,必要时再次活检。确诊为 CIN Ⅱ级者应选用 LEEP 等物理疗法。确诊为 CIN Ⅲ级者建议行子宫全切术;如为有生育要求的年轻患者,可建议先行宫颈锥形切除术,术后随访 1 年。

2. 心理护理　与护理对象共同讨论健康问题,解除其疑惑,缓解其不安情绪,使患者能以积极态度接受诊治过程。

3. 预防和筛查　①一级预防:HPV 疫苗的使用。②二级预防:宫颈病变的筛查。

【知识库】

WHO 关于 HPV 疫苗接种的主要建议

世界卫生组织(WHO)于 2014 年发表关于 HPV 疫苗的立场文件:WHO 高度重视已成为全球公共卫生问题的宫颈癌和其他 HPV 相关疾病,建议具备条件的国家引入 HPV 疫苗常规接种。HPV 疫苗应作为预防宫颈癌和其他 HPV 相关疾病综合策略的一部分,HPV 疫苗的引入不应该影响宫颈癌的筛查策略。由于高危型 HPV 亚型不仅限于 HPV16/18,故接种疫苗后,仍需要接受宫颈癌筛查。WHO 推荐 9~13 岁女性应常规接种 HPV 疫苗。凡是 15 岁之前接种了第一剂 HPV 疫苗的女性,可以采用两剂接种方案,两剂疫苗的接种间隔为 6 个月。没有规定两剂疫苗的最长接种间隔时间,但是建议间隔时间不要超过 12~15 个月。免疫功能低下者(包括 HIV 感染)和 15 岁及以上年龄的女性同样需要接种 HPV 疫苗,并且需要三剂接种方案(分别在 0 个月、1~2 个月、6 个月接种)以得到充分保护。

任务三　阴道镜诊疗技术

【定义】

阴道镜(colposcope)是一种双目体外放大镜式光学窥视镜。阴道镜检查(colposcopy)是将镜下阴道和宫颈放大 5~40 倍,以直接观察这些部位的血管和上皮形态结构,以发现异常增生(如癌)等病变,并在阴道镜指示下对可疑部位行定点活检。阴道镜检查也用于外阴、会阴体及肛周皮肤相应病变的观察。

7-3　教学课件

【适应证】

1. 宫颈细胞学检查巴氏Ⅱ级以上,或宫颈阴道细胞学诊断(TBS)提示上皮细胞形态异常或 HPV DNA 检测 16 或 18 型阳性者。

2.有接触性出血,肉眼观察宫颈无明显病变者。

3.妇科检查怀疑宫颈病变者。

4.行宫颈锥切术前确定切除范围。

5.对可疑外阴、阴道、宫颈病变处进行指导性活检。

6.对外阴、阴道和宫颈病变的诊断、治疗和效果评估。

【禁忌证】

无性生活史者;月经期受检者;急性或亚急性生殖道炎症;下生殖道有伤口或挫伤,有活动性出血,且出血量大者。

【检查前评估】

1.评估患者心理状况,鼓励患者,缓解紧张恐惧情绪。

2.评估患者对阴道镜的了解程度,与患者沟通,告知检查目的、方法及注意事项,取得患者配合。

3.评估患者并询问病史、月经史等,确定合适的检查时间。

【检查方法】

阴道镜检查前应排除急性、亚急性生殖道炎症或盆腔炎性疾病。若有不宜进行检查情况,应先治疗好再进行检查。检查前 24h 内应避免性生活、阴道冲洗或上药、宫颈刷片和妇科双合诊。

1.患者取膀胱截石位,用阴道窥器暴露宫颈阴道部,用生理盐水棉球擦净宫颈分泌物,肉眼观察宫颈形态。

2.移动阴道镜物镜距阴道口 15～20cm(镜头距宫颈 25～30cm)处,对准宫颈或病变部位,打开光源,调整阴道镜物镜焦距使物像清晰。

3.醋酸试验 用 3%～5% 醋酸棉球浸湿宫颈表面 1min,正常及异常组织中核质比增加的细胞会出现暂时的白色(醋酸白),周围的正常鳞状上皮则保留其原有的粉红色。醋酸效果出现或消失的速度随病变类型的不同而不同,在通常情况下,病变级别越高,醋酸白出现得越快,持续时间也越长。

4.必要时用绿色滤光镜片并放大 20 倍观察,可使血管图像更清晰,进行更精确的血管检查。

5.碘试验 用复方碘溶液(Lugol's 碘溶液)棉球浸湿宫颈,富含糖原的成熟鳞状上皮被碘染成棕褐色。柱状上皮、未成熟化生上皮、角化上皮及不典型增生上皮不含糖原,涂碘后往往不着色。

6.在醋酸试验及碘试验异常图像部位或可疑病变部位取活检送病理检查。

【检查后护理】

1.观察患者生命体征及阴道出血情况,若有异常及时通知医生。

2.活检后阴道有纱布填塞者,指导患者 24h 后自行取出。

3.注意观察出血量,有情况随时复诊。

4.指导患者 2 周内禁止性生活、盆浴,保持外阴清洁,预防感染。

5.一个月后复查,进行效果评估。

任务四　化疗患者的护理

【定义】

7-4　教学课件

化学药物治疗(简称化疗)为癌症患者全身性治疗措施,能有效控制肿瘤生长、扩散和转移,在妇科恶性肿瘤治疗中占有重要地位。目前化疗已成为恶性肿瘤的主要治疗方法之一。滋养细胞疾病是所有肿瘤中对化疗最为敏感的一种。随着化疗的方法学和药物学的快速发展,绒毛膜癌患者的死亡率已大为下降。

【知识库】

常用化疗药物分类及作用机制

1.常用化疗药物分类

目前临床上常用的化疗药物很多,根据药物的性质可分为以下几类:

(1)烷化剂　是细胞周期非特异性药物,常用药物有邻脂苯芥(抗瘤新芥)、硝卡芥(消瘤芥)、氮芥、环磷酰胺(CTX),一般以静脉给药为主。

(2)抗代谢药　属细胞周期特异性药物,能干扰核酸代谢,导致肿瘤死亡。常用药物有 5-氟尿嘧啶(5-FU)、氨甲蝶呤(MTX)。氨甲蝶呤为抗叶酸类药,一般经口服、肌内注射、静脉给药;5-氟尿嘧啶口服不吸收,需静脉给药。

(3)抗肿瘤植物药　常用药物有长春碱、长春新碱(VCR)、紫杉醇。长春碱类属细胞周期特异性药物,一般经静脉给药。

(4)抗肿瘤抗生素　是由微生物产生的具有抗肿瘤活性的化学物质,属于细胞周期非特异性药物,常用药物有放线菌素 D,即更生霉素(KSM)。

(5)铂类化合物　属细胞周期非特异性药物,妇科肿瘤化疗中常用的有顺铂和卡铂。顺铂的主要副作用有恶心、呕吐等胃肠道反应和肾毒性,还可导致神经毒性,包括周围神经炎和高频区听力缺损;卡铂的主要副作用为骨髓抑制,为剂量限制性毒性。

2.化疗药物的作用机制

(1)影响脱氧核糖核酸(DNA)的合成。

(2)直接干扰脱氧核糖核酸(DNA)的复制。

(3)干扰转录,抑制信使 RNA(mRNA)的合成。

(4)阻止蛋白质的合成。

(5)阻止纺锤丝的形成。

【护理措施】

1.一般护理

(1)休息 化疗前患者每天要保证足够的睡眠时间,一般成人每日睡眠时间不少于 8h。

(2)饮食 保证所需营养及液体的摄入。饮食注意菜肴的色香味调配,鼓励患者进食高蛋白、富含维生素、易消化的食物,多食水果、蔬菜。必要时,按医嘱给予静脉补液。

2.心理护理 与患者建立良好的护患关系,加强与患者及其家属沟通,耐心解答疑问。让患者和家属与同病种的、治疗效果满意的患者相互交流。认真倾听患者诉说恐惧、不适及疼痛,关心患者以取得信任。提供国内外及本科室治疗该疾病的治愈率及相关信息,增强患者战胜疾病的信心。鼓励患者克服化疗引起的不良反应,使其能与医护人员合作,主动配合治疗,帮助患者渡过脱发等所造成的心理危险期。让患者了解本次化疗用药情况以及化疗一般常识。激发患者乐观自信的心理,动员周围的人关心体贴患者。为患者创造温馨舒适、安静优雅的生活环境,还可以指导患者通过练气功、听音乐等形式放松心情,消除紧张心理。

3.用药护理

(1)准确测量并记录体重,做好化疗前准备 化疗时应根据体重来准确计算和调整药量,一般在每个疗程的用药前及用药中各测一次体重,应在早上、空腹、排空大小便后进行测量,酌情减去衣服重量。若体重不准确,用药剂量过大,可发生中毒反应,剂量过小则影响疗效。做好化疗防护工作 为避免化疗药物不慎接触裸露的皮肤,护士在配药、给患者进行操作时均应戴好帽子、口罩、手套,操作后应及时洗手。有条件的应使用生物安全柜配制化疗药物。配合医生完成必要的检查,如血常规、肝功能、肾功能、心电图、B超、胸片等检查,必要时做计算机断层扫描(CT)或磁共振成像(MRI)等。

(2)正确使用药物 根据医嘱严格"三查七对",正确溶解和稀释药物,并做到现配现用,一般常温下从配好到使用不超过 1h。如果联合用药应根据药物的性质排出先后顺序。放线菌素 D(更生霉素)、铂类等需要避光的药物,使用时要用避光罩或黑布包好;环磷酰胺等药物需快速进入,应选择静脉推注;5-氟尿嘧啶、阿奇霉素等药物需慢速进入,最好使用静脉注射泵或输液泵给药;顺铂对肾脏损害严重,需在给药前后给予水化,同时鼓励患者多饮水并监测尿量,保持尿量每日超过 2500mL。腹腔内化疗时应注意变动体位,使药物尽量接触腹腔的各个部位,以增强效果。动脉插管者,绝对卧床休息,控制滴速,拔管后用沙袋压迫包扎 24~48h,防止穿刺处出血,并注意防止感染。出现不良反应时用生理盐水保持动脉灌注的通畅,当反应消退后再酌情恢复用药。

（3）合理使用静脉并注意保护　遵循长期补液保护血管的原则，有计划地穿刺。用药前先注入少量生理盐水，确认针头在静脉中后再注入化疗药物。一旦怀疑或发现药物外渗需立即停止滴入并给予局部冷敷，同时用生理盐水或普鲁卡因局部封闭，并用冰袋冷敷或硫酸镁湿敷，嘱患者局部 24h 不可接触热物，以防止局部组织坏死，减轻疼痛和肿胀。化疗结束前用生理盐水冲管，以降低穿刺部位拔针后的药物残留浓度，起到保护血管的作用。对经济条件允许的患者建议使用 PICC 及输液港等给药，以保护静脉，减少反复穿刺的痛苦。

4. 化疗后副反应的护理　抗肿瘤药物在抑制肿瘤细胞生长的同时也影响机体正常细胞的代谢，并且用量越大副作用越明显，故有一定的毒性。因此，周密观察，细致护理对治疗的顺利进行很重要。

（1）造血功能障碍（骨髓抑制）　骨髓抑制是化疗过程中最常见和最严重的毒性反应，同时也是引起严重并发症被迫停药的主要原因，主要表现为外周血液中白细胞及血小板计数的减少。

1）按医嘱定期测量白细胞计数。当白细胞计数低于正常值时要采取预防感染的措施。安排患者转入指定的病房，有条件者可安排单人病房。每日病房行紫外线照射消毒一次，地面用 84 消毒液擦拭；严格限制探视，禁止带菌者入室，实行保护性隔离；避免患者到公共场所活动，预防感冒；保持口腔、皮肤、会阴部清洁，预防感染；护士要严格各项无菌操作，预防医源性交叉感染的发生。当白细胞计数低于 $3.0 \times 10^9 / L$ 时应与医生联系考虑停药；当白细胞计数低于 $1.0 \times 10^9 / L$ 时要进行保护性隔离。

2）观察患者有无鼻出血、皮下淤血、牙龈出血或阴道活动性出血的倾向，发现异常报告医生及时处理，以免大出血造成休克。观察体温变化，及时发现感染征象。

3）如患者血象下降过低或停药后不及时回升，应按医嘱应用抗生素、输新鲜血或白细胞等，预防感染或出血。

（2）消化道反应　消化道上皮也是体内增生活跃的组织，因此也易受抗癌药的抑制，一般较骨髓抑制出现早，最常见的症状为食欲缺乏、恶心、呕吐。

1）给食欲缺乏、恶心、呕吐者创造一个良好的进食环境，增加食欲，鼓励患者进食清淡、易消化食物，少量多餐，食用自己平时喜爱的食物。可按医嘱应用镇静剂、止吐剂，必要时给予静脉营养补充，纠正贫血，记录 24h 出入量。

2）出现口腔溃疡者，应保持口腔清洁。忌辛辣、过冷或过热等刺激性食物，给予温凉的流质或软食，鼓励患者多喝水、多说话、多进食，促进咽部活动。进食前 15min 给予丁卡因（地卡因）溶液涂敷溃疡面，减少进食的疼痛感。进食后漱口，并用生肌散或冰硼散等局部涂抹。

3）当出现腹痛、腹泻时应观察大便的次数、性质和量，必要时送检，警惕伪膜性肠炎的发生。

（3）心、肝、肾功能受损。注意肝功能变化，观察有无药物中毒性肝炎、心动过速或心力衰竭等心脏受损的表现；观察有无肢体麻木、肌肉软弱与偏瘫等神经系统反应。上述情况一般于停药后一定时期内恢复正常，未恢复时不能继续化疗。某些药物对肾脏有一定的毒性，在化疗过程中通过静脉给予大量液体，同时鼓励患者多饮水，以保证肾脏的持续灌注，保证尿量。或按医嘱给予解救药，如硫代硫酸钠、碳酸氢钠。观察有无尿急、尿频、血尿等膀胱炎症状，出现异常及时通知医生。

（4）皮肤、黏膜损伤。化疗期间出现脱发，停药后可逐渐恢复。少数患者出现皮疹，应积极治疗，防止剥脱性皮炎的发生。

【知识库】

化疗所致恶心、呕吐的发生机制及常用止吐药物

化疗所致恶心、呕吐（chemotherapy-induced nausea and vomiting，CINV）是临床肿瘤化疗不容忽视的问题。恶心常为呕吐的前驱感觉，主要表现为上腹部的特殊不适感，常伴有头昏、流涎、面色苍白、冷汗、心动过速和血压降低等迷走神经兴奋症状。干呕是横膈和腹肌的痉挛性运动所致，发生在恶心时，常引发呕吐。呕吐是胃内容物和（或）一部分小肠内容物，经食管反流出口腔的一种复杂反射动作。化疗药物诱导恶心、呕吐的机制非常复杂，目前认为包括三个方面：①化疗药物损伤消化道上皮黏膜，刺激肠道嗜铬细胞释放神经递质，与相应受体结合，由迷走神经和交感神经传入呕吐中枢导致呕吐；②化疗药物及其代谢产物直接刺激化学感受器触发区，进而传递至呕吐中枢引发呕吐；③心理精神因素直接刺激大脑皮质通路导致呕吐。

止吐药物通过阻断介导呕吐的神经递质发挥作用，具体分为以下几类：①5-羟色胺（5-HT）受体拮抗剂：昂丹司琼、格雷司琼、帕洛诺司琼；②糖皮质激素类：地塞米松；③NK-1（P物质）受体拮抗剂：阿瑞匹坦、福沙匹坦；④多巴胺受体拮抗剂：甲氧氯普胺；⑤精神类镇静药：氯哌啶醇、奥氮平、劳拉西泮、阿普唑仑；⑥吩噻嗪类抗胆碱能药和抗组胺药：氯丙嗪、异丙嗪、苯海拉明。

【健康教育】

1.讲解化疗护理的常识　包括化疗药物的类别，不同药物对给药时间、剂量浓度、滴速、用法有不同要求；有些药物需要避光保存及应用；化疗药物可能发生的毒副作用；出现口腔溃疡或恶心、呕吐等消化道不适时仍需坚持进食的重要性；化疗造成的脱发并不影响生命器官，化疗结束后就会长出秀发。

2.教会患者化疗时的自我护理　进食前后用生理盐水漱口，用软毛牙刷刷牙，若有牙龈出血，改用手指缠绕纱布清洁牙齿，化疗时和化疗后2周内是化疗反应较重的阶段，不宜吃会损伤口腔黏膜的坚果类和油炸类食品；为减少恶心呕吐，避免吃油腻的、甜的食品，鼓励患者少量多餐，每次进食以不吐为度，间隔时间以下次进食不吐为准；与家属

商量根据患者的口味提供高蛋白、高维生素、易消化食物,保证所需营养的摄取及液体的摄入。对于化疗期间出现腹泻的患者,应进食低纤维素、高蛋白食物。避免进食对胃肠道有刺激的食物,同时补充足够的液体,维持水电解质平衡,必要时使用洛哌丁胺等止泻药。指导患者经常擦身更衣,保持皮肤干燥和清洁,在自觉乏力、头晕时以卧床休息为主。尽量避免去公共场所,如非去不可应戴口罩,加强保暖。若白细胞计数低于 $1.0 \times 10^9/L$,则需进行保护性隔离,告知患者及其家属保护性隔离的重要性,使其理解并能配合治疗。

任务五　妇科恶性肿瘤患者的生物疗法新进展

【定义】

生物疗法是继手术、放疗和化疗后发展起来的第四类癌症治疗方法,是利用和激发机体的免疫反应来对抗、抑制和杀灭癌细胞。与传统的治疗方法不同,生物疗法主要是调动人体的天然抗癌能力,恢复机体内环境的平衡,相当于中医的"扶正培本,调和阴阳"。

7-5　教学课件

【癌症生物疗法分类】

免疫疗法和基因疗法均属于生物疗法,目前临床上应用较多的是免疫疗法。免疫系统是人体的防御体系,一方面清除细菌、病毒等外来异物,另一方面清除体内衰老的无功能细胞以及发生突变的细胞。一个人身上每天有 10^{14} 个,即 100 万亿个细胞在复制。在复制中,约有万分之一到百万分之一的细胞复制会出现差错,也就是说,每天有 100 万到 1 亿个细胞可发生突变。有的突变细胞进一步变为癌细胞,但无关大局,人体免疫系统可及时识别这些细胞,并予以清除。参与此种清除功能的免疫细胞有 T 细胞、K 细胞、NK 细胞、巨噬细胞等。由上述细胞实施的免疫称为细胞免疫。另外还有 B 细胞,此种细胞产生抗体。针对肿瘤抗原的抗体,对肿瘤细胞也有一定的作用。

目前,用于癌症的免疫疗法主要包括非特异性免疫增强剂、输注各种淋巴因子、抗肿瘤抗体、特异性或非特异性细胞免疫治疗,以及肿瘤免疫疫苗等。其中效果较好、有应用前景的是树突状细胞瘤苗和细胞因子诱导杀伤细胞。树突状细胞是已知的体内功能最强的专职抗原提呈细胞,也是唯一能活化静息 T 细胞,诱导初级免疫应答的抗原提呈细胞。癌细胞能分泌一些因子,将其本身伪装起来,躲过 T 细胞、NK 细胞等免疫细胞的攻击。树突状细胞是一种"间谍",它能把人体内癌细胞的信息收集起来,送给 T 细胞和NK 细胞等免疫细胞,让这些细胞识别癌细胞,从而将癌细胞消灭。临床上应用这一原理,设计了树突状细胞肿瘤疫苗疗法,其方法是:抽取患者血液数十毫升,分离出单个核细胞,加特殊试剂培养,使其变成树突状细胞,再把患者的癌组织取出少许,把癌细胞粉碎,加入树突状细胞培养液中,让树突状细胞获得癌细胞的信息,形成疫苗。最后,将此种疫苗输入患者体内(输入静脉或直接注入癌肿内)。该疗法对黑色素瘤、肾细胞癌、前列腺癌、非霍奇金淋巴瘤、脑胶质瘤、肝细胞癌、结直肠癌、乳腺癌、鼻咽癌等都有较好效果。

细胞因子诱导杀伤细胞是一种对癌细胞具有特异性杀伤作用的免疫活性细胞,能直接杀灭癌细胞。制备此种细胞的方法与制备树突状细胞相似,取患者外周血液,分离出单个核细胞,但加入不同的试剂,培养 7 天后,其数量可扩增几百倍,活性也大为提高,最后回输给患者。每例每疗程输入的细胞数需达 5 亿~15 亿个。实验研究证明,细胞因子诱导杀伤细胞对癌细胞的抑制率为 84.7%。曾有报道治疗 163 例进展型癌症患者,总有效率为 44.46%,有效者血清癌标志物下降;大多数患者食欲增进,全身状况改善,有疼痛的病例疼痛缓解。

【传统抗癌疗法与生物疗法的对比】

1.传统抗癌疗法

(1)手术　可能造成身体的大范围免疫损伤,不能完全清除所有癌细胞,引起手术相应器官和系统的功能障碍。

(2)化疗　化疗可能会造成免疫功能下降,脱发严重,贫血虚弱,中枢神经系统受损,皮肤受损等。

(3)放疗　可能会造成全身性免疫功能下降,毒副作用较大,皮肤干燥,脱发严重,情绪沮丧等。

(4)中医　只能暂时辅助治疗肿瘤,治疗不彻底,病情易反复,出现各种不适症状。

2.生物疗法　生物细胞免疫抗癌疗法理论上能够精确杀死癌细胞,不会损伤人体正常组织,有效增强患者免疫力,能够控制患者病情,延长患者生存期,实际上疗效尚需大数据支撑。

【联合使用效果更好】

建议联合治疗。手术＋生物疗法,必要时再辅以其他治疗方法。

任务六　妇科恶性肿瘤患者的靶向治疗和基因检测

【定义】

肿瘤靶向治疗是指通过检测肿瘤中是否存在导致肿瘤生长的基因突变或基因谱变化,以此制定特异性驱动基因突变的治疗方法。为了判断患者是否可使用靶向治疗药物,首先需要进行基因检测。肿瘤的基因突变类型很多,不同基因突变类型使用不同的靶向药物,只有明确

7-6　教学课件

了基因突变类型,正确选择靶向药物治疗,才能使患者获益。基因检测目前有两种方案。

1.针对性检测 检测指导靶向药物治疗的基因突变。优点:满足患者用药诊断需求,相对便宜。缺点:检测的目的是治疗,仅检测指导靶向药物治疗的基因突变。

2.全面检测 同时检测几十甚至上百个癌症相关的基因突变。优点:同时检测所有癌症相关的基因突变,包括指导靶向药物治疗的基因突变和目前尚无明确治疗方案的基因突变。缺点:满足高端诊断需求,一般较贵。从指导靶向药物治疗的需求出发,针对性检测比较适宜。主要检测两类基因突变,一类是有药可治的基因突变,比如 *EGFR*、*ALK* 和 *ROS1* 基因都有对应的靶向药物,对它们进行检测可以直接指导治疗;另一类是判断疗效的基因突变,比如 *KRAS* 基因检测可用于筛选不能从分子靶向药物中获益的患者,避免盲目用药。

总之,进行靶向治疗之前需要基因检测。只有了解了肿瘤的基因突变类型,才能制订出合理的治疗方案,使患者受益。此外,在基因检测技术的选择上,需要根据其对应的靶点选择合适的检测技术。

【分子靶向药物治疗】

与抑制 DNA 合成和有丝分裂的细胞毒化疗药物不同,分子靶向药物作用于肿瘤组织中癌细胞、间质和脉管系统的信号转导途径。相对于放、化疗等传统的肿瘤治疗方法,靶向治疗具有特异性强、毒副作用小、耐受性好等优势。多数靶向药物都是小分子药物或单克隆抗体药物。小分子药物可以是口服药丸或胶囊,单克隆抗体通常是静脉注射。按照作用机制,主要包括以下几类:①抗血管生成靶向药物;②聚腺苷二磷酸核糖聚合酶(poly-ADP ribose polymerase,PARP)抑制剂;③雷帕霉素靶蛋白(mammalian target of rapamycin,mTOR)抑剂剂;④表皮生长因子受体(epidermal growth factor receptor,EGFR)阻断剂;⑤其他:包括叶酸受体抗体等。

目前常用于妇科恶性肿瘤的分子靶向药物如下:

1.抗血管生成剂(anti-angiogenic agent,AA) 目前获美国食品药品管理局(FDA)批准用于妇科恶性肿瘤有两种制剂:贝伐珠单抗(bevacizumab)和帕唑帕尼(pazopanib)。

(1)贝伐珠单抗 贝伐珠单抗是一种重组人源性单克隆 IgG1 抗体,可通过与肿瘤细胞分泌的 VEGF 特异性结合,阻断 VEGF 经由酪氨酸激酶 VEGFR-1 和 VEGFR-2 进行的信号转导,从而抑制肿瘤血管生成。在妇科恶性肿瘤中,2004 年 FDA 批准的适应证包括:持续性、复发性或转移性宫颈癌,与紫杉醇和顺铂或紫杉醇和拓扑替康联用;先前接受不超过两种化疗方案治疗的铂类耐药复发性卵巢上皮癌、输卵管癌或原发性腹膜癌,与紫杉醇、聚乙二醇化多柔比星脂质体或拓扑替康联用;对铝类药敏感的复发性卵巢上皮癌、输卵管癌或原发性腹膜癌,与卡铂和紫杉醇或卡铂和吉西他滨联用,随后单用维持治疗;治疗复发性或持续性子宫内膜癌。

卵巢癌维持治疗:一线维持治疗是在含贝伐珠单抗的联合化疗结束后,继续使用贝伐珠单抗单药。推荐剂量为 7.5mg/kg 或 15.0mg/kg(静脉滴注 30min 以上),间隔 3 周一次,或 10.0mg/kg(静脉滴注 30min 以上),间隔 2 周一次。视患者的耐受情况,初始治疗持续 15 个月(ⅠB 级证据)。二线维持治疗即复发性卵巢癌治疗达到部分或完全缓解后继续贝伐珠单抗单药维持治疗,推荐剂量为 15.0mg/kg(静脉滴注 30min 以上),每 3 周一次,持续至疾病进展或不可耐受毒性(ⅠB 级证据)。

(2)帕唑帕尼　帕唑帕尼是泛血管内皮生长因子受体酪氨酸酶抑制剂(TKI),可作为单一用药,用于接受过蒽环类药物化疗的晚期软组织肉瘤患者。2019 年,美国国立综合癌症网络(NCCN)指南不再推荐帕唑帕尼用于卵巢癌初始治疗后维持治疗。

(3)抗血管生成剂主要副作用处理

1)心血管毒性　包括高血压(HTN)、左心室功能障碍和充血性心力衰竭(CHF)、急性血管事件如心肌梗死、心绞痛及出血异常。HTN 是贝伐珠单抗相关最常见不良反应。对于 HTN 的管理,建议在开始任何抗血管生成剂治疗之前进行心血管风险和血压的评估。预测 HTN 发生不良后果危险因素,包括收缩压≥160mmHg 或舒张压≥100mmHg、糖尿病、既往已确定的心血管疾病(如缺血性卒中和心肌梗死)、确定的或亚临床肾病、亚临床器官损伤(如心电图显示左心室肥厚)。同时具备≥3 项以下危险因素:年龄(男性>55 岁和女性>65 岁)、吸烟、血脂异常、空腹血糖>100mg/dL、早发心血管疾病家族史和腹型肥胖。在抗血管生成剂治疗期间应经常监测血压,并在第一个疗程期间严密监测。血压管理目标应该<140/90mmHg,对于既往有心血管危险因素的患者目标可略宽松。治疗抗血管生成剂诱导的 HTN 的推荐药物包括噻嗪类利尿剂、β 受体阻滞剂、二氢吡啶和非二氢吡啶类钙通道阻断剂、血管紧张素转换酶抑制剂和血管紧张素受体拮抗剂。没有任何一种药物在 HTN 管理方面被证明优于其他药物。一旦贝伐珠单抗停药,血压应该下降。但由于该药物半衰期长,HTN 在癌症患者中仍然普遍存在,且可能有已经存在的肾损害。因此,患者及其多学科团队应该继续长期监测血压并维持抗 HTN 药物,直到安全时再停药。

2)胃肠道穿孔(GIP)　GIP 是抗血管生成剂治疗中最严重的并发症之一。对于腹痛患者应高度警惕 GIP 的发生。FDA 警告,对任何等级的 GIP 都要进行彻底评估并立即停止使用抗血管生成剂。具体处理需要综合考虑患者的整体状况、治疗目标/期望值和疾病总体预后。

3)肾毒性　贝伐珠单抗和帕唑帕尼治疗期间建议监测尿蛋白。接受贝伐珠单抗治疗的患者若尿蛋白≥2+应接受 24h 尿量评估。对于 24h 尿蛋白≥2g 的患者,应停用贝伐珠单抗,可以在尿蛋白<2g/24h 后重新应用。如果发生肾病综合征(定义为每 24h 尿蛋白≥3g),应该永久停用贝伐珠单抗。对帕唑帕尼建议采用类似的治疗方法。罕见的肾脏疾病,如肾病综合征和增生性肾小球肾炎也有报道。如果可疑这些病症出现,应将患者转诊给肾内科医师。

2.聚腺苷二磷酸核糖聚合酶(PARP)抑制剂(PARP 抑制剂) 目前临床使用的三种聚腺苷二磷酸核糖聚合酶抑制剂(PARP 抑制剂)包括奥拉帕利(olaparib)、鲁卡帕利(rucaparib)和尼拉帕利(niraparib)。

(1)奥拉帕利 是另一个在 2014 年 12 月被批准允许上市的靶向药物。目前在妇科肿瘤的适应证包括:既往接受过三线甚至四线化疗药物治疗的 gBRCAm 基因突变型晚期卵巢癌;铂敏感复发性卵巢癌患者的维持治疗;用含铂药物化疗方案后完全缓解或部分缓解的 BRCAm 基因突变型晚期卵巢癌患者的一线维持治疗。

(2)鲁卡帕利 2016 年 FDA 批准用于 BRCAm 基因突变且经二线及以上化疗后的晚期卵巢癌患者的单药治疗;2018 年批准用于铂敏感复发性卵巢癌的维持治疗。

(3)尼拉帕利 2017 年 FDA 批准上市,目前适用于铂敏感复发性卵巢癌维持治疗。不管有无 BRCA 基因突变均能使用,适用于已经接受过常规化疗并出现缓解的患者。较奥拉帕利与鲁卡帕利相比,尼拉帕利不受 BRCA 基因突变及 HRR 缺陷的限制,适用于所有铂敏感复发性卵巢癌患者。

(4)PARP 抑制剂在卵巢癌中维持治疗的用法 适用于:①铂敏感复发性卵巢癌患者,无论患者既往是否接受贝伐珠单抗治疗,当含铂化疗达到 CR 或 PR,维持治疗直至疾病进展(影像学复发)或不可耐受毒性;②初始含铂方案化疗后达到 CR/PR、FIGO Ⅲ、Ⅳ期的 g/sBRCA 基因突变的卵巢癌患者。推荐适合 PARP 抑制剂维持治疗的患者尽早开始维持治疗。在含铂方案化疗至少 4 个疗程,评估疗效达到 CR/PR,患者体能状态得以恢复后立即进行 PARP 抑制剂维持治疗。尽可能在化疗结束后 8 周内开始,尤其对于复发人群。对于一线(初治)PARP 抑制剂维持治疗的患者,可以考虑维持治疗持续至 2 年,若仍存在残余病灶的高危患者可考虑持续治疗至复发进展或不可耐受毒性。对于铂敏感复发性卵巢癌患者,维持治疗应持续至疾病进展(影像学复发)或不可耐受毒性。

(5)PARP 抑制剂的主要不良反应

1)恶心/呕吐 目前 3 种 PARP 抑制剂均属于中高度致吐剂。NCCN 指南建议在 PARP 抑制剂应用前每天预防性应用 $5-HT_3$ 拮抗剂,且持续使用。如果出现突发性恶心/呕吐,应该依次加入不同类别的止吐药(顺序不分先后),包括奥氮平、劳拉西洋、大麻素、吩噻嗪、地塞米松、氟哌啶醇、甲氧氯普胺或东莨菪碱。此外,应考虑增加预防性止吐药以进行后续治疗。如果在前几个疗程内未发生恶心或者恶心很快消退,可考虑逐渐减量并停用止吐药,特别是对长期使用 PARP 抑制剂治疗者。如果出现 3~4 级恶心,应持续用药直至恶心改善至 Ⅰ级或更好。如果恶心呕吐再次发生,只要症状再次改善,PARP 抑制剂可重新应用并进一步减量。如果症状第三次发生或在 28 天内未缓解,应该停用 PARP 抑制剂。

2)消化不良或味觉障碍 在奥拉帕利中较常见(20%)。质子泵抑制剂有效并应尽早使用。对味觉障碍患者可考虑改变生活方式及食谱（如改变食物的风味、温度与加入调味剂）以及改善口腔卫生等。

3）乏力　很常见，但常常被低估。评估时需要除外其他可能的因素（如甲状腺功能减退或抑郁症）。PARP 抑制剂服用者应在每次就诊时进行乏力的评估，也建议患者进行自我监测。干预措施包括身心干预和认知行为疗法。药物中除了哌醋甲酯 $5\sim20mg/d$，其他药物均未被证实有效。

4）骨髓抑制　三种 PARP 抑制剂均有不同程度的骨髓抑制，服用者应当每月检查一次血常规。使用尼拉帕利者，如果基线体重低于 77kg 或基线血小板计数低于 $150\times10^9/L$，起始剂量可调整至 200mg/d。如果出现 Ⅱ 度骨髓抑制，可以停药，直到骨髓抑制恢复到 Ⅰ 度或正常，此时可以原剂量重新开始使用 PARP 抑制剂并密切监测。如果反复出现骨髓抑制，可以进行药物减量。对于需要反复输血或有其他 Ⅲ～Ⅳ 度骨髓抑制的患者，如果停药后骨髓抑制恢复到 Ⅰ 度或正常，PARP 抑制剂应进行减量后维持治疗。如果血常规在 28 天内无法恢复，应考虑转诊至血液科进行进一步评估。如果中性粒细胞计数（ANC）$<1.0\times10^9/L$，应停药至其 $\geq1.5\times10^9/L$，最长停药 28 天。如果 ANC 不能恢复到可接受的水平，则应停止使用 PARP 抑制剂。

思考与练习

一、选择题

1. 下列有关死胎的叙述,哪项不正确 （　）

A. 可由胎儿缺氧导致

B. 胎死宫内 3 周以上未娩出可引发血凝障碍

C. 宫底停止升高是死胎最可靠的诊断依据

D. 雌激素能提高死胎患者子宫对催产素的敏感性

E. 颅骨重叠是死胎的征象

2. 在回答羊水过多孕妇及其家属的咨询时,下列哪一种说法是错误的 （　）

A. 羊水量超过 2000mL　　　　　　B. 慢性羊水过多者因病程长,所以症状明显

C. 放羊水后,腹部放置沙袋　　　　D. 一旦破膜应立即平卧,同时抬高臀部

E. 最常见的原因是中枢神经系统和消化道畸形

3. 护士为双胎妊娠孕妇行腹部听诊胎心音时,两个胎心速率应相差 （　）

A. 5 次/min 以上　　　　　B. 8 次/min 以上　　　　　C. 10 次/min 以上

D. 15 次/min 以上　　　　　E. 20 次/min 以上

4. 某孕妇,孕 8 个半月,孕 5 个月时 B 超检查提示双胎,近 1 周来感腹部迅速膨隆,呼吸困难,双下肢水肿等严重不适,该患者最恰当的处理是 （　）

A. 继续观察　　　　　B. 利尿减轻水肿　　　　　C. B 超检查排除胎儿畸形

D. 穿刺放羊水　　　　　E. 促胎肺成熟后引产

5. 下列哪种情况最不可能出现于双胎妊娠 （　）

A. 前置胎盘　　　　　B. 胎膜早破　　　　　C. 妊娠期高血压疾病

D. 尿雌三醇(E_3)值低　　　　　E. 胎儿宫内生长迟缓

6. 羊水过多疑神经管发育缺陷的有关检测,下列哪项临床意义最大 （　）

A. 血清甲胎蛋白(AFP)　　　　　　B. 人绒毛膜促性腺激素(hCG)

C. 羊水卵磷脂和鞘磷脂的比值(L/S)　　D. 尿雌三醇和肌酐的比值(E/C)

E. 尿雌三醇(E_3)

7. 羊水过少是指妊娠晚期羊水量少于 （　）

A. 100mL　　　B. 200mL　　　C. 300mL　　　D. 400mL　　　E. 500mL

8. 关于羊水过少,下列哪项叙述**不正确** （　　）

A. 是胎儿窘迫的一个征象 　　　　B. 是胎儿生物物理评分的一个指标

C. 在产程中常伴有 CST 变异减速 　D. 是胎儿监护中早期减速出现的一个原因

E. 常与胎儿畸形有关

9. 某孕妇,G_1P_0 孕 34 周,近几周自觉腹部增大明显,无明显呼吸困难,查体时见腹部膨隆明显,触诊皮肤张力大,胎位不清,胎心音听不清,问:针对该孕妇的诊断,下列哪项说法**不妥** （　　）

A. 羊水过多、糖尿病 　　B. 羊水过多、胎儿畸形 　　　C. 羊水过多、AFP 异常高

D. 羊水过多、巨大儿 　　E. 羊水过多、过期产

10. 某孕妇,28 岁,G_1P_0 孕 28 周,因 1 周来腹部明显增大来院就诊,诉最近胃口差,持续性腹胀,气急、心悸、不能平卧 2 天入院。查:心率 102 次/min,呼吸 32 次/min,血压 120/80mmHg,下肢水肿（＋＋）,宫底在耻骨联合上 40cm,腹围 102cm,胎心音未听到,胎方位不清,应考虑为 （　　）

A. 双胎妊娠 　　　　B. 急性羊水过多 　　　　C. 慢性羊水过多

D. 妊娠合并心脏病 　　E. 妊娠合并肝病

11. 某孕妇,28 岁,于孕早期有早孕反应,孕 17 周有胎动。现为妊娠 26 周,近 1 周自觉胎动消失来门诊检查。宫底平脐,未闻及胎心,超声检查未见胎心及胎动,问:该孕妇临床诊断是什么？针对该孕妇哪项处理**不正确** （　　）

A. 死胎,尽早引产 　　　　　　B. 死胎,产后检查寻找发生原因

C. 死胎,预防产后出血和感染 　D. 死胎,注意凝血功能检查

E. 死胎,月份小,无须备血

12. 某孕妇,G_1P_0 孕 38 周,双胎,第一个胎儿行臀位牵引娩出,第二个胎儿头位娩出,产后 20min 突然阴道流血 300mL,胎盘尚无剥离迹象,最及时的处理是 （　　）

A. 观察胎盘剥离迹象,协助胎盘娩出 　B. 牵引脐带,按压宫底,迫使胎盘娩出

C. 手剥胎盘 　　　　　　　　　　　D. 检查软产道

E. 输液,注射麦角新碱

13. 双胎妊娠最常见的类型是 （　　）

A. 单卵双胎 　　　　　　　　　B. 双卵双胎

C. 双绒毛膜双羊膜囊双胎 　　　D. 单绒毛膜双羊膜囊双胎

E. 单绒毛膜单羊膜囊双胎

14. 某孕妇,停经 5 个多月,B 超检查发现双胎,近 1 周来感腹部迅速膨隆,呼吸困难,双下肢水肿等严重不适,该患者最恰当的处理是 （　　）

A. 继续观察 　　　　　　　　B. 利尿减轻水肿

C. B 超检查排除胎儿畸形 　　D. 引产

E. 穿刺放羊水

15. 下列哪项<u>不是</u>脐带过短的表现 （　　）

A. 脐带脱垂　　　　　　B. 阻碍胎儿下降　　　　　C. 引起胎儿窘迫

D. 造成胎盘早剥　　　　E. 脐带长度短于 30cm

16. 某孕妇,孕 8 个月,产检 B 超提示脐带绕颈,向助产士咨询有关脐带问题,助产士回答有关脐带先露和脐带脱垂问题,下列哪项描述是<u>错误</u>的 （　　）

A. 脐带位于先露之前方或一侧,胎膜未破时为脐带先露

B. 脐带先露又称隐性脐带脱垂

C. 胎膜已破,脐带脱出于宫颈口之外,为脐带脱垂

D. 胎头衔接不良,不易发生脐带脱垂

E. 脐带脱垂的原因有头盆不称、胎位异常

17. 下列哪项药物<u>不能</u>应用于肝炎产妇回奶 （　　）

A. 己烯雌酚　　B. 生麦芽　　C. 芒硝外敷　　D. 冷敷　　E. 硫酸镁外敷

18. 下列哪项是确诊妊娠期乙型病毒性肝炎的依据 （　　）

A. 蛋白尿和水肿　　　　　　　　B. 皮肤瘙痒和黄疸

C. 妊娠晚期上腹部疼痛,吐咖啡样物　　D. 血中谷丙转氨酶增高,HBsAg 阳性

E. 呕吐

19. 下列哪项<u>不是</u>肝炎对妊娠造成的影响 （　　）

A. 受孕率低　　　　　　　　　B. 早期妊娠反应加重

C. 晚期妊娠高血压疾病发生率增加　　D. DIC 发生率增加

E. 产后出血发生率增加

20. 某孕妇,G_1P_0 孕 38 周,妊娠合并病毒性肝炎,其家属前来咨询,护士说这类患者在昏迷前期口服新霉素,其目的是 （　　）

A. 预防肠道感染

B. 抑制肠道内细菌生长,减少游离氨及其他毒物形成

C. 杀伤病毒预防内源性感染

D. 控制肝炎进展恶化

E. 预防肝肾综合征

21. 患急性肝炎的妇女至少应于肝炎治愈后多长时间再怀孕 （　　）

A. 一年　　B. 三个月　　C. 半年　　D. 两年　　E. 三年

22. 某女士,31 岁,自诉患肝炎,咨询有关妊娠合并病毒性肝炎对妊娠的影响,下列哪项<u>不正确</u> （　　）

A. 不会引起胎儿畸形　　　　　B. 可加重早孕反应

C. 易发生产后出血　　　　　　D. 易并发妊娠期高血压疾病

E. 可并发 DIC

23.重型病毒性肝炎孕妇口服广谱抗生素的主要目的是　　　　　　（　　）

A. 控制肝炎发展　　　　　B. 清除体内病毒　　　　C. 预防产后出血

D. 防止发生 DIC　　　　　E. 预防肝昏迷

24.孕妇进行糖耐量试验的时间是　　　　　　　　　　　　　　　（　　）

A. 22～24 周　　　　　　B. 24～28 周　　　　　C. 28～30 周

D. 30～32 周　　　　　　E. 32～34 周

25. 在护理 GDM 孕妇时,下列哪项措施不正确　　　　　　　　　（　　）

A. 妊娠 10 周前每周检查一次　　　　B. 按医嘱使用胰岛素

C. 饮食少量多餐　　　　　　　　　　D. 选择妊娠 40 周内终止妊娠

E. 每天饭后 1h 散步 20min

26.妊娠期治疗糖尿病的主要药物是　　　　　　　　　　　　　　（　　）

A. 二甲双胍　　　　　　　B. 消渴丸　　　　　　　C. 胰岛素

D. 格列苯脲　　　　　　　E. 甲苯磺丁脲

27.下列哪项不是妊娠合并糖尿病的处理原则　　　　　　　　　　（　　）

A. 病情轻者可给予口服降糖药,凡病情较重或口服药不能很好控制病情者,均需用胰岛素

B. 器质性病变较轻或控制较好者,可在严密监护、积极控制糖尿病的情况下继续妊娠

C. 认真进行饮食控制,并给予维生素、钙和铁剂

D. 若已有继发于糖尿病的严重心血管病史、肾功能减退或眼底增生性视网膜病变者,应及早人工终止妊娠

E. 胰岛素治疗中调节剂量时应注意防止低血糖或酮症酸中毒

28. 某孕妇,36 岁,G_2P_0 孕 38 周,曾有 1 次妊娠 5 个月死胎病史。OGTT 试验 3 项阳性,空腹血糖 8.5mmol/L,尿糖(±)。NST 无反应型,OCT 阳性,胎心率 120 次/min,估计胎儿重 3700g,胎头先露,针对该孕妇正确的处理是　　　　　　（　　）

A. 吸氧　　　　　　　　　　　　　B. 左侧卧位

C. 胰岛素静滴控制血糖,同时做好剖宫产相关准备

D. 予硫酸镁抑制宫缩　　　　　　　E. 人工破膜引产

29.某孕妇,23 岁,孕 39 周,无多饮、多尿、多食症状。OGTT 试验 3 项阳性,空腹血糖 7.3mmol/L,尿糖(—)。饮食控制。NST 有反应型,胎心率 136 次/min,胎头先露,已衔接,有稀弱宫缩,估计胎儿重 3300g,接下来该孕妇产程中最重要的处理是　（　　）

A. 吸氧　　　　　　　　　　　　　B. 左侧卧位

C. 立即剖宫产　　　　　　　　　　D. 予硫酸镁抑制宫缩

E. 可以试行人工破膜等方法引产,看情况处理

30. 对妊娠期糖尿病应用胰岛素的情况,下列哪一项正确 （　　）

　　A. 孕期尿糖不一定恰当反映病情　　　　B. 孕晚期抗胰岛素分泌正常

　　C. 孕期糖尿病不易发生酮症酸中毒　　　D. 孕早期抗胰岛素分泌显著

　　E. 孕期机体对糖类的耐受性与非孕期无明显变化

31. 某孕妇,35 岁,二胎孕妇,自述有糖尿病家族史,咨询糖尿病对妊娠的影响,下列哪项回答不恰当 （　　）

　　A. 孕期宫内死胎发生率增高　　　　　　B. 易发生巨大儿

　　C. 合并妊高征的发生率增高

　　D. 胎儿成熟较晚,故一般应待孕 40 周后终止妊娠

　　E. 易并发胎儿畸形

32. 某孕妇,G_1P_0 孕 39 周,自然分娩后,对于该妊娠合并糖尿病产妇,胰岛素的用量应 （　　）

　　A. 及时下调　　　　　B. 维持原量　　　　　C. 增加 1 倍

　　D. 增加 2 倍　　　　　E. 增加 3 倍

33. 妊娠期糖尿病对胎儿、新生儿的影响,以下叙述不正确的是 （　　）

　　A. 巨大儿发生率增大　　　　　　　　　B. 畸形胎儿发生率增大

　　C. 容易发生新生儿高血糖表现　　　　　D. 容易发生新生儿低钙、低血糖表现

　　E. 容易胎死宫内

34. 不需要使用胰岛素治疗的妊娠期糖尿病患者终止妊娠的最佳时机是 （　　）

　　A. 孕 35～36 周　　　　　　　　　　　B. 孕 36～37 周

　　C. 在控制血糖的同时,尽量推迟终止妊娠的时机,可到预产期

　　D. 孕 37～39 周　　　　　　　　　　　E. 孕 33～34 周

35. 早期妊娠即出现急性心力衰竭者,正确的处理是 （　　）

　　A. 立即终止妊娠　　　　　　　　　　　B. 控制心力衰竭后继续妊娠

　　C. 控制心力衰竭后行人工流产　　　　　D. 控制心力衰竭后行药物流产

　　E. 边控制心力衰竭,边终止妊娠

36. 以下有关妊娠合并心脏病的描述哪项正确 （　　）

　　A. 血容量至孕 32 周后逐渐减少　　　　B. 孕期每搏输出量减少

　　C. 孕期心率减慢　　　　　　　　　　　D. 横膈上升,心脏移位,大血管扭曲

　　E. 孕期血压下降

37. 某孕妇,30 岁,G_1P_0 孕 20 周,有风湿性心脏病史,无心力衰竭史,自诉昨日受凉后出现胸闷、气急、咳嗽,夜间不能平卧,检查心率 120 次/min,下肢水肿（＋）,应采取的措施是 （　　）

　　A. 静滴催产素引产　　　　　　　　　　B. 控制心力衰竭后可终止妊娠

　　C. 积极控制心力衰竭,不管效果如何,继续妊娠　D. 控制心力衰竭后静滴催产素

　　E. 立即剖宫流产

38. 导致心脏病孕妇死亡的主要原因有　　　　　　　　　　　　（　　）

　　A. 心脏病病程长　　　　　B. 产程中用力过度致胸闷　　C. 孕妇年龄大

　　D. 心力衰竭与感染　　　　E. 产后哺乳致胸闷

39. 孕早期心脏病患者决定能否继续妊娠的重要依据是　　　　　　（　　）

　　A. 心脏病的种类　　　　　B. 心脏病变的部位　　　　　C. 心功能分级

　　D. 症状严重程度　　　　　E. 以往有无生育史

40. 某孕妇,G_1P_0 孕 39 周,合并心脏病入院,查脉搏 100 次/min,心功能Ⅰ级,骨盆胎位正常,宫口开大 5cm,先露棘下 2cm。最宜选择何种分娩方式　　　　（　　）

　　A. 必要时可予缩宫素加强宫缩,待自然分娩

　　B. 适当阴道助产缩短第二产程

　　C. 剖宫产

　　D. 宫口开全,不需任何干预等待阴道分娩

　　E. 加腹压自然分娩

41. 一位计划怀孕的心脏病妇女咨询有关妊娠合并心脏病的知识,下列护士的回答哪项正确　　　　　　　　　　　　　　　　　　　　　　　　　（　　）

　　A. 心功能Ⅰ～Ⅱ级不宜妊娠

　　B. 不宜妊娠者应在妊娠 12 周后施行引产

　　C. 孕期体重增加应超过 12.5kg

　　D. 妊娠 20 周后每月进行 1 次产前检查

　　E. 轻微活动后即出现胸闷、心悸、气促即可判断为早期心力衰竭

42. 某孕妇,30 岁,G_1P_0 孕 38 周,风湿性心脏病,心功能Ⅱ级,胎儿估计 2700g,宫口开全 20min,先露头,降至＋3cm,胎位左枕横位,分娩时处理正确的是　　（　　）

　　A. 剖宫产术　　　　　　　B. 应用吗啡　　　　　　　　C. 等待自然分娩

　　D. 应助产缩短第二产程　　E. 应用强心药物

43. 下列关于妊娠合并心脏病患者的处理哪项<u>不正确</u>　　　　　　（　　）

　　A. 凡不宜妊娠者应于孕 12 周前行人工流产

　　B. 妊娠晚期应提前选择适宜的分娩方式

　　C. 要避免屏气加腹压,尽可能缩短第二产程

　　D. 产程开始后即用广谱抗生素至产后 1 周

　　E. 产后出血过多者可用米索前列醇促进宫缩

44. 产妇及其家属咨询妊娠合并心脏病最易发生心力衰竭的时期,护士的回答应是

　　　　　　　　　　　　　　　　　　　　　　　　　　　　　　（　　）

　　A. 孕 28～30 周　　　　　　B. 孕 32～34 周、产褥期最初 3 天、分娩期

　　C. 分娩期　　　　　　　　　D. 产褥期最初 3 天　　　E. 产后 1 周以后

45.某孕妇,31 岁,孕 38 周,妊娠合并心脏病,临产后心功能Ⅱ级。下列措施中,正确的是 （　）

    A. 发现心力衰竭取左侧卧位　　　　　　B. 不必用抗生素

    C. 常规静脉输液补充营养　　　　　　　D. 协助缩短第二产程

    E. 输液,静脉注射麦角新碱

46.某孕妇,38 岁,孕 11 周,休息时仍感胸闷、气急。查脉搏 120 次/min,呼吸 22 次/min,心界向左侧扩大,心尖区有Ⅱ级收缩期杂音,性质粗糙,肺底有湿啰音。针对该孕妇正确的处理是 （　）

    A. 立即终止妊娠　　　　　　　　　　　B. 加强产前检查

    C. 限制钠盐摄入　　　　　　　　　　　D. 控制心力衰竭后继续妊娠

    E. 控制心力衰竭后终止妊娠

47.某孕妇,34 岁,孕 38 周,既往有风湿性心脏病史,心功能正常,重复剖宫产术,术中应采取哪种避孕措施 （　）

    A. 上环　　　　　　　B. 输卵管结扎术　　　　　　C. 口服避孕药

    D. 工具避孕　　　　　E. 安全期避孕

48.某孕妇,38 岁,G_2P_1 孕 37 周,休息时仍感胸闷、气急。查脉搏 120 次/min,呼吸 22 次/min,心界向左侧扩大,心尖区有Ⅱ级收缩期杂音,性质粗糙,肺底有湿啰音,咨询妊娠合并心脏病产妇进行分娩期护理,以下叙述不正确的是 （　）

    A. 不要让产妇屏气用力

    B. 按医嘱使用抗生素

    C. 密切观察产妇生命体征

    D. 产后出血时立即静脉注射麦角新碱

    E. 产程进展不顺利时立即做好剖宫产准备

49.某孕妇为妊娠合并心脏病,护士与她讨论妊娠期预防心力衰竭的措施,该孕妇下列哪种说法表明她已经理解了护士的指导 （　）

    A. 不必测量血压　　　　　　　　　　　B. 不必保暖

    C. 观察下肢水肿及体重增加情况　　　　D. 妊娠 6 个月开始补充铁剂

    E. 每天去公共场所锻炼身体

50.以下关于妊娠合并心脏病孕妇产褥期的叙述,错误的是 （　）

A.产后 1 周内仍容易发生心力衰竭

B.产后应继续使用抗生素预防感染

C.凡是不宜再妊娠者,应在产后第 3 天施行输卵管结扎术

D.产前待产时曾有过心力衰竭的孕妇,产后仍需继续使用强心剂

E.心功能Ⅲ、Ⅳ级者不宜哺乳

51. 某孕妇,G_1P_0孕 39 周,妊娠合并风湿性心脏病,心功能Ⅱ级,临产后以下护理措施哪项**不正确** （ ）

    A. 充分休息,保证睡眠   B. 食物中食盐不宜过多

    C. 预防便秘,必要时灌肠   D. 进行人工破膜

    E. 行阴道检查

52. 关于妊娠合并心脏病,下列叙述正确的是 （ ）

    A. 心功能Ⅲ级可继续妊娠

    B. 听诊闻及舒张期杂音,不应立即确诊为心脏病

    C. 对阵发性室上性心动过速的孕妇,可确诊为器质性心脏病

    D. 心脏病孕妇的主要死亡原因是产后出血

    E. 心脏病孕妇的胎儿预后比正常孕妇的胎儿差

53. 关于妊娠合并心脏病,下列哪项处理**不适宜** （ ）

    A. 二尖瓣狭窄患者无症状时,亦应于预产期前 1 周入院待产

    B. 心功能Ⅲ级或以上者均应住院治疗

    C. 积极治疗妊娠各种合并症,以减少心力衰竭的发生

    D. 心功能Ⅲ级以上者不宜哺乳

    E. 产后 24h 应行输卵管结扎术

54. 下列关于妊娠期阑尾炎特点的描述,正确的是 （ ）

    A. 因妊娠合并阑尾炎的体征与实际病变程度相符故容易诊断

    B. 妊娠期阑尾炎与正常妊娠相比,其流产、早产、死胎发生率并不增加

    C. 不容易造成弥漫性腹膜炎

    D. 炎症容易被大网膜包裹,使炎症局限

    E. 妊娠期阑尾充血,炎症发展快,容易发生阑尾穿孔坏死

55. 妊娠期急性胆囊炎胆石症与下列哪项因素**无关** （ ）

    A. 妊娠期胆汁排空变慢,易发生胆汁淤积

    B. 妊娠晚期子宫压迫胆囊

    C. 妊娠期胆汁中胆固醇增高,胆汁酸盐及磷脂分泌减少

    D. 妊娠期雌激素水平增高

    E. 妊娠期孕激素水平增高

56. 某孕妇,32 岁,诉食用荷包蛋后上腹疼痛,医生考虑妊娠期急性胆囊炎胆石症,这种疾病与下列哪项因素有关 （ ）

    A. 妊娠期胆汁排空变慢,易发生胆汁淤积

    B. 妊娠晚期,增大子宫压迫胆囊

    C. 妊娠期胆汁中胆固醇减少

D. 妊娠期雌激素水平较妊娠前下降

E. 妊娠期孕激素较妊娠前下降

57. 以下关于妊娠晚期阑尾炎的特点,<u>不正确</u>的是 （ ）

A. 腹痛可在上腹部,压痛点常显著上移　B. 常引起子宫收缩

C. 需与胎盘早剥鉴别　　　　　　　　D. 腹膜刺激征常典型

E. 发热、白细胞增多显著

58. 下列关于妊娠期急性胆囊炎的临床表现哪项<u>不正确</u> （ ）

A. 突然出现右上腹和中上腹阵发性绞痛　B. 常放射至右肩及背部

C. 一般无畏寒及发热症状　　　　　　D. 常有腹泻、下腹转移性疼痛症状

E. 严重时少数出现黄疸

59. 妊娠中晚期行阑尾切除术,下列哪项<u>不正确</u> （ ）

A. 采用硬膜外麻醉　　　　　　　　　B. 术毕常规放置腹腔引流

C. 采取右腹直肌旁切口　　　　　　　D. 体位为左侧卧位或右侧臀部垫高位

E. 近预产期可先行剖宫产

60. 目前筛查淋病的金标准方法是 （ ）

A. 取尿道口分泌物培养　　　　　　　B. 取尿道口分泌物涂片行革兰染色镜检

C. 取阴道分泌物培养　　　　　　　　D. 取尿道口宫颈管内分泌物培养

E. 取宫颈管分泌物培养

61. 女性感染淋病最常见的感染部位是 （ ）

A. 阴道黏膜　　B. 尿道旁腺　　C. 前庭大腺　　D. 宫颈管　　E. 子宫内

62. 下列关于生殖道沙眼衣原体感染的叙述,哪一项是正确的 （ ）

A. 是性传播性疾病中较少见的一类疾病

B. 可引起胎儿畸形,必须终止妊娠

C. 临床症状明显,诊断并不困难

D. 为预防新生儿感染,在孕期必须积极治疗

E. 药物对胎儿有影响,孕期暂不治疗

63. 某孕妇,29 岁,孕 3 个月,咨询关于生殖器疱疹对胎儿及新生儿的影响,以下叙述<u>不正确</u>的是 （ ）

A. 孕 20 周前可以感染胎儿,流产率高

B. 孕 20 周后感染以低体重儿多见

C. 孕 20 周后感染极少发生先天性发育异常

D. 宫内感染最常见,常表现为全身扩散

E. 产道感染常于生后 4～7 日发病,10～14 日死亡,幸存者常遗留中枢神经系统后遗症

64. 某患者,女,29 岁,自述有恐艾症,向护士咨询万一怀孕合并艾滋病怎么办。关于 AIDS 的叙述,下列哪一项是<u>不正确</u>的 （　　）

    A. 由 HIV 引起　　　　　　　　　B. HIV 感染主要通过性行为直接传播

    C. HIV 可通过胎盘传给胎儿　　　D. 感染后潜伏期短,患病后很快死亡

    E. 输入感染者的血制品同样可被感染

65. 某孕妇,32 岁,孕 6 个月,诉曾患淋病。妊娠期淋病治愈的标准是 （　　）

    A. 临床症状完全消失

    B. 分泌物涂片检查未见革兰阴性双球菌

    C. PCR 技术未检出淋球菌 DNA 片段

    D. 宫颈管分泌物涂片检查连续 3 次均为阴性

    E. 宫颈管分泌物涂片培养,一月做一次,连续 3 次均为阴性

66. 某孕妇,平素爱养小猫,来咨询有关妊娠期弓形虫病事宜。下列哪项叙述是<u>错误</u>的 （　　）

    A. 是一种人畜共患疾病　　　　　　B. 有先天感染和后天感染之分

    C. 急性感染的孕妇,垂直传播可能性较小　D. 妊娠时间越短,胎儿受损越严重

    E. 若胎龄小于 3 个月,多引起流产

67. 下列关于生殖道沙眼衣原体感染的叙述,哪一项是正确的 （　　）

    A. 首先出现前庭大腺炎症状　　　　B. 病程短、发病急

    C. 不影响月经和生育　　　　　　　D. 症状轻微、病程迁延,可无明显症状

    E. 可出现高热、腹痛剧烈

68. 下列关于淋病的叙述,<u>不正确</u>的是 （　　）

    A. 主要通过性接触传播

    B. 女性反复感染淋病,可引起宫外孕

    C. 女性淋病主要并发症是不孕不育

    D. 淋球菌引起肛门直肠炎,可出现里急后重,从肛门排出大量脓性、血性分泌物

    E. 人是淋球菌的唯一天然宿主

69. 下列关于生殖道病毒感染的叙述,哪项是错误的 （　　）

    A. 生殖道病毒感染以单独疱疹病毒、巨细胞病毒及人乳头瘤病毒感染较为常见

    B. 生殖道病毒感染可致流产、死胎、胎儿畸形,并使新生儿感染

    C. 下生殖道感染途径往往是通过直接接触

    D. 妊娠任何时期一旦确诊有生殖道病毒感染应立即终止妊娠

    E. 尖锐湿疣由病毒引起,在性传播疾病中仅次于淋病,占第二位

70. 辅助生殖技术常见的并发症有 （　　）

    A. 卵巢过度刺激综合征　　B. 多胎妊娠　　　　　C. 自然流产

    D. 卵巢反应不足　　　　　E. 以上均是

71. 某女性患者,29岁,中等肥胖,不孕,月经稀少,双卵巢增大,基础体温单相。首先考虑哪种疾病 （　　）

　　A. 肾上腺皮质增生　　　　　B. Cushing 综合征　　　　　C. 卵巢男性化肿瘤

　　D. 多囊卵巢综合征　　　　　E. 肾上腺皮质肿瘤

72. 某女性患者,28岁,婚后8年未孕,下列哪项不属于辅助生殖技术 （　　）

　　A. 人工周期　　　　B. AID　　　　C. AIH　　　　D. IVF-ET　　　　E. GIFT

73. 下列有关辅助生育技术的叙述,正确的是 （　　）

　　A. 按患者的意愿进行选择

　　B. 鼓励多胎妊娠妇女采用剖宫产术

　　C. 多胎妊娠者宜在早期进行选择性胚胎减灭术

　　D. 选择试管婴儿的患者应该住院接受妊娠期监护

　　E. 重度卵巢过度刺激综合征患者应该在家绝对卧床休息

74. 早发性卵巢功能不全临床表现不可能是 （　　）

　　A. 月经增多　　　　　　　B. 月经减少或闭经　　　　　C. 出现更年期症状

　　D. 不孕与不育　　　　　　E. 低雌激素

75. 在护理子宫内膜息肉患者时,下列哪项措施不正确 （　　）

　　A. 内膜息肉一般不是恶性的　　　　　　B. 内膜息肉是由内分泌异常引起的

　　C. 内膜息肉炎症也是其发病原因　　　　D. 有些用药也会引起内膜息肉

　　E. 恶性肿瘤,急需立即切除子宫

76. 某女性患者,30岁,自诉昨日性生活后出现阴道少量流血。阴道镜检查正确的操作步骤应是 （　　）

　　A. 直接把阴道镜放入阴道内检查　　　　B. 棉球轻轻拭去黏液与分泌物再检查

　　C. 不需要肉眼观察与活检　　　　　　　D. 不需要涂醋酸

　　E. 不需要涂碘液

77. 某女性患者,卵巢肿瘤晚期入院,查生命体征、血常规、生化功能和心电图正常,拟行腹腔化疗,请问下列哪项是错误的 （　　）

　　A. 腹腔化疗副作用小,不会有呕吐等副作用

　　B. 腹腔化疗需多变换体位

　　C. 腹腔化疗也需3周重复一次

　　D. 腹腔化疗需静脉水化以减轻副作用

　　E. 腹腔化疗后建议二探

78. 宫颈上皮内瘤变确诊的手段是 （　　）

　　A. 宫颈细胞涂片　　　　　B. 宫颈活组织检查　　　　　C. 阴道镜检查

　　D. 阴道分泌物检查　　　　E. 以上都不是

79. 某女性患者,因接触性出血来院就诊,行阴道下活检为 CIN Ⅲ,以下哪一项是正确的处理方式 （   ）

    A. 宫颈锥切术   B. 子宫全切术   C. 手术加放疗

    D. 放疗   E. 改良根治性子宫切除术

80. 某女性患者,阴道活检的结果为鳞状上皮内高度病变(HSIL),首选的处理方法是 （   ）

    A. 阴道镜下活检   B. 宫颈锥切术   C. 宫颈碘试验

    D. 分段诊刮术   E. 宫颈细胞学检查

81. 下列关于化疗患者的护理,正确的是 （   ）

    A. 化疗前测一次体重即可

    B. 化疗前测体重,以后每半个月 1 次

    C. 化疗前测体重,以后每 2 个月 1 次

    D. 化疗药应提前一天配制

    E. 化疗药配制后可在常温下放置 2h

82. 下列哪种化疗药物可导致患者脱发 （   ）

    A. 氨甲蝶呤   B. 放线菌素 D   C. 氟尿嘧啶

    D. 环磷酰胺   E. 长春新碱

83. 以下关于多囊卵巢综合征卵巢的病理变化,正确的是 （   ）

    A. 双侧卵巢均匀性萎缩   B. 卵巢表面坚韧,呈灰白色,包膜增厚

    C. 卵巢有≥5 个囊性卵泡   D. 卵泡直径多<1mm

    E. 卵巢切面见包膜均匀性变薄

84. 下列关于腹腔镜多囊卵巢打孔术的叙述,错误的是 （   ）

    A. 术后恢复排卵率为 67%～100%

    B. 术后妊娠率为 56%～84%

    C. 术后卵巢过度刺激综合征的发生率降低

    D. 术后无卵巢粘连发生

    E. 可降低多胎妊娠的发生率

85. 某已婚女性,28 岁,继发不孕 3 年,因月经 2 个月一次,雄激素升高及 B 超检查提示多囊卵巢,被诊断为多囊卵巢综合征,患者近期的治疗目标是 （   ）

    A. 控制体重   B. 预防代谢综合征   C. 预防子宫内膜癌

    D. 治疗不孕不育   E. 预防卵巢癌

86. 下列哪项不是围绝经期综合征的临床表现 （   ）

    A. 月经紊乱   B. 乳房胀   C. 潮热

    D. 激动易怒   E. 阴道黏膜变薄

A3/4 型题

(87～89 题共用题干)某产妇,28 岁,G_1P_0 孕 39 周,临产后宫缩较强,宫口开大 10cm,破膜后突然出现烦躁不安、呛咳、呼吸困难、发绀,血压为 80/40mmHg。

87. 护士向患者家属解释出现上述症状的原因是 （ ）

A. 子痫　　　　　　　　B. 子宫破裂　　　　　　C. 产后休克

D. 羊水栓塞　　　　　　E. 急性心力衰竭

88. 此时护士首选的急救护理措施应为 （ ）

A. 毛花苷丙静脉注射　　B. 注射硫酸镁　　　　　C. 静注地塞米松

D. 升压药静滴　　　　　E. 加压给氧

89. 护士协助医生抢救羊水栓塞患者,下列哪一项不应包括在护理措施中 （ ）

A. 使用肾上腺素抗过敏　B. 治疗凝血功能障碍　　C. 使用抗生素预防感染

D. 等待自然分娩　　　　E. 使用解痉药物解除支气管痉挛

(90～92 题共用题干)某孕妇,29 岁,G_2P_0 孕 35 周,既往孕 24 周因胎儿脊柱裂而行引产 1 次。此次妊娠早期经过顺利。孕 32 周时超声检查发现羊水过多,胎儿大于妊娠周数,未见明显畸形。孕妇体型肥胖,近期有多饮、多食、多尿症状。

90. 本例首先考虑的诊断是 （ ）

A. 胎盘早期剥离　　　　B. 胎儿消化道发育异常　C. 妊娠期糖尿病

D. 母儿血型不合　　　　E. 风疹病毒感染

91. 为明确诊断应首选的检查项目是 （ ）

A. 血脂系列检查　　　　B. 夫妇双方血型检查　　C. 血清病毒系列检查

D. 口服葡萄糖耐量试验　E. 抽取羊水行 AFP 检查

92. 下列关于该病对妊娠的影响,与哪一项无关 （ ）

A. 难产发生率增高

B. 胎儿畸形发生率增高

C. 过期妊娠发生率增高

D. 妊娠期高血压疾病发生率增高

E. 围生儿死亡率增高

(93～97 题共用题干)某孕妇,28 岁,G_1P_0 孕 39 周,临产后宫缩较弱,宫口开大 3cm 后持续 6h 没有进展,胎头位棘上 2cm 未再下降,用人工破膜及静滴催产素处理效果不明显,产妇要求剖宫产。产妇血色素为 6.8g/L。

93. 接下来护士根据医嘱不需要做的操作是 （ ）

A. 抽血交叉,备血　　　　　　　　B. 备皮

C. 嘱咐产妇立即服用补血剂　　　　D. 肌注补血针剂右旋糖酐铁

E. 导尿

94. 产后首选的护理措施**不包括** （ ）

A. 继续使用催产素　　　　　　　B. 注射硫酸镁

C. 密切观察,防止产后出血　　　　D. 使用抗生素

E. 口服补血剂

95. 护士协助医生判断产妇贫血程度,下列哪一项**不对** （ ）

A. 血红蛋白为 10.0～10.9g/L 属轻度贫血

B. 血红蛋白为 7.0～9.9g/L 属中度贫血

C. 血红蛋白为 9.0～10.0g/L 属轻度贫血

D. 血红蛋白为 4.0～5.9g/L 属重度贫血

E. 血红蛋白小于 3g/L 属极重度贫血

96. 下列有关妊娠合并贫血的叙述,**不正确**的是 （ ）

A. 孕妇有各种类型贫血,低色素性贫血最多见

B. 孕妇有各种类型贫血,缺铁性贫血最多见

C. 孕妇有各种类型贫血,叶酸缺乏性贫血最多见

D. 孕妇贫血也需要纠正

E. 孕妇贫血对母儿影响都很大

97. 在回答妊娠合并甲状腺功能减退的孕妇及其家属的咨询时,下列哪一种说法是**错误的** （ ）

A. 妊娠期间需要每 4 周测甲状腺功能,低下者需要调整用药

B. 妊娠合并甲状腺功能减退很正常,不需要纠正处理

C. 妊娠合并甲状腺功能减退根据医嘱服用左甲状腺素钠片(优甲乐)治疗

D. 妊娠合并甲状腺功能减退不处理新生儿易患先天性甲低,即呆小症

E. 最常见的原因是中枢神经系统和消化道畸形

(98～100 题共用题干)某孕妇,33 岁,初次怀孕,孕 16 周出现心慌、气短,经检查发现心功能Ⅱ级。经过增加产前检查次数,严密监测孕期经过等,目前孕 38 周,自然临产。

98. 产妇及其家属询问分娩期应注意的事项,以下回答错误的是 （ ）

A. 常规吸氧　　　　　　　　　　B. 胎盘娩出后,腹部放置 10kg 沙袋

C. 注意保暖　　　　　　　　　　D. 准备产钳助产

E. 注意大量补充营养,加强运动

99. 第一产程中,护士应告知该产妇采取何种卧位 （ ）

A. 左侧半卧位　　　　B. 左侧卧位　　　　C. 右侧卧位

D. 平卧位　　　　　　E. 随意卧位

100. 对该产妇进行产褥期护理,正确的是 （ ）

A. 不鼓励母乳喂养

B. 住院观察 3 周

C. 为避免菌群失调,不使用抗生素治疗

D. 产后的最初 3 天,防止发生心力衰竭

E. 积极下床活动,防止便秘

二、填空题

1. 羊水栓塞的临床表现可分为三个阶段,即_____、_____和_____。

2. 单卵双胎在受精后_____、_____、_____和_____分裂可有四种不同的表现。

3. 病毒性肝炎的母婴传播方式为_____、_____、_____。

4. 心脏病孕产妇最容易发生心力衰竭的时期是_____、_____、_____。产后尤其是第一个_____内心负荷加重,心脏病产妇此时极易发生心力衰竭。

5. 糖尿病孕妇选择终止妊娠方式时,剖宫产适用于_____、_____、_____、_____、_____。

6. 纠正产妇缺铁性贫血的护理措施为_____、_____、_____。

7. 缺铁性贫血孕产妇贫血程度分期是_____、_____、_____。

8. 妊娠合并心脏病的并发症有_____、_____、_____和_____。

9. TORCH 感染是指_____、_____、_____、_____等十余种病毒感染。

10. 妊娠期淋病的临床表现分为_____、_____、_____三大类。

三、名词解释

1. 球拍状胎盘:

2. 脐带脱垂:

3. 胎儿先天畸形:

4. 羊水过多:

5. 双胎输血综合征:

6. 死胎：

7. 羊水过少：

8. ICP：

9. GDM：

10. OHSS：

四、简答题

1. 简述双胎妊娠分娩期的处理。

2. 简述妊娠期糖耐量检查的方法及正常值。

3. 简述妊娠期心脏病发生急性左心衰竭的紧急处理措施。

4. 简述妊娠期急性阑尾炎的治疗原则。

5. 简述腹腔化疗的护理。

五、案例分析题

1.章××,23岁,初孕妇。因停经36周,头晕、胸闷、胸痛1周,夜间不能平卧1天收入院。查体:T 37.1℃,P 100 次/min,R 20 次/min,BP 120/80mmHg,心脏听诊心尖部有响亮、粗糙的Ⅲ级吹风样全收缩期杂音,向左腋下传导。双肺听诊无湿啰音。产科检查:无宫缩,宫高27cm,腹围92cm,胎位 ROA,先露头,半固定,胎心154 次/min。孕妇收入院后立即给予预防心力衰竭(地高辛)、镇静(地西泮)治疗。请回答:

①该患者首先考虑什么疾病? 孕妇的心脏代偿功能为几级,为什么(具体分级)?

②该疾病常见的并发症有哪些?

③针对该孕妇目前心功能情况,应采取哪些护理措施? 写护理要点即可。

2.牛××,23岁,初孕妇。孕前曾查空腹血糖异常,未重视。此次因停经36周,多饮、多尿、多食1周,进食绿豆汤后上腹不适1天收入院。查体:T 37.1℃,P 100 次/min,R 20 次/min,BP 120/80mmHg,急查血糖26.8mmol/L。心脏和双肺听诊无湿啰音。患者意识清楚,通知病危。产科检查:无宫缩,宫高27cm,腹围92cm,胎位右枕前位,先露头,半固定,胎心154 次/min。孕妇入院后拟立即给予治疗。请回答:

①该患者首先考虑什么疾病,出现了何种并发症,还可做哪些辅助检查以助诊断?

②该孕妇诉曾行糖耐量试验异常,请简述 OGTT 的操作方法。

③如果是严重的妊娠合并糖尿病,孕期应该怎样进行定期产前检查?

附　部分参考答案

一、选择题

1. C　2. B　3. C　4. E　5. D　6. A　7. C　8. A　9. E　10. B　11. E
12. C　13. B　14. D　15. A　16. D　17. A　18. D　19. A　20. B　21. C　22. A
23. E　24. B　25. A　26. C　27. A　28. C　29. E　30. A　31. D　32. A　33. C
34. C　35. C　36. D　37. D　38. D　39. C　40. B　41. E　42. D　43. E　44. B
45. D　46. E　47. B　48. D　49. C　50. C　51. C　52. E　53. E　54. E　55. B
56. D　57. D　58. D　59. D　60. D　61. D　62. D　63. D　64. D　65. E　66. C
67. D　68. C　69. D　70. E　71. D　72. A　73. C　74. A　75. E　76. B　77. A
78. B　79. A　80. A　81. B　82. B　83. B　84. A　85. A　86. B　87. D　88. E
89. D　90. C　91. D　92. C　93. C　94. B　95. C　96. C　97. B　98. E　99. A
100. D

二、填空题

1. 呼吸循环衰竭　DIC 引起出血　肾功能衰竭期

2. 3 天　4～8 天　9～13 天　13 天后

3. 宫内传播　产时传播　产后传播

4. 孕 32～34 周　分娩期　产后 3 天内　24h

5. 巨大儿　胎盘功能不良　糖尿病病情严重　胎位异常　其他产科指征

6. 口服补铁剂　肌注补铁剂　输血

7. 血红蛋白为 10.0～10.9g/L 属轻度贫血　血红蛋白为 7.0～9.9g/L 属中度贫血
血红蛋白为 4.0～6.9g/L 属重度贫血　血红蛋白小于 4g/L 属极重度贫血

8. 心力衰竭　亚急性感染性心内膜炎　静脉栓塞　肺栓塞

9. 弓形虫　风疹病毒　巨细胞病毒　单纯疱疹病毒　梅毒螺旋体

10. 下生殖道感染　上生殖道感染　播散性淋病

参考文献

［1］安力彬,陆虹.妇产科护理学［M］.6版.北京:人民卫生出版社,2017.

［2］任钰雯,高海凤.母乳喂养理论与实践［M］.北京:人民卫生出版社,2018.

［3］王泽华,王艳丽.妇产科学实训及学习指导［M］.9版.北京:人民卫生出版社,2019.

［4］谢幸,孔北华,段涛.妇产科学［M］.9版.北京:人民卫生出版社,2018.

［5］谢幸,马丁,孔北华.中国妇科恶性肿瘤临床实践指南［M］.6版.北京:人民卫生出版社,2020.

［6］余艳红,陈叙.助产学［M］.北京:人民卫生出版社,2017.

［7］张欣.妇科护理［M］.北京:人民卫生出版社,2018.

［8］赵国玺,钟琳.助产技术［M］.2版.北京:人民卫生出版社,2019.